Vielen Dank, dass Sie "Das Buch der schönen Schmetterlinge" von Pretty Pine Press ausgesucht haben!

**Möchten Sie ein kostenloses E-BOOK?**

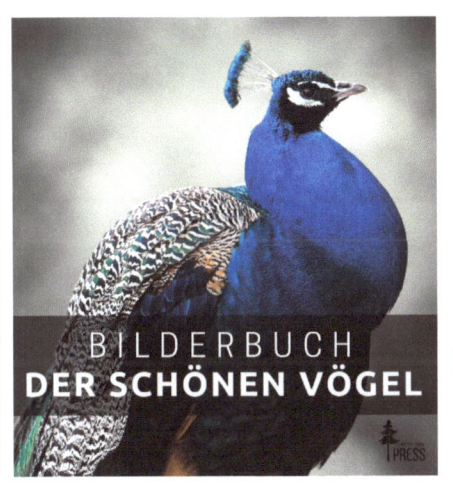

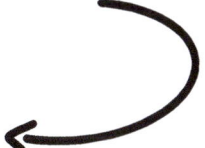

Schreiben Sie uns für das Geschenk eine E-Mail an prettypinepress@gmail.com

WIR MÖCHTEN GERNE IHRE MEINUNG HÖREN!

Bitte lassen Sie uns wissen, wie wir uns machen, indem Sie uns eine Rezension bei Amazon hinterlassen..

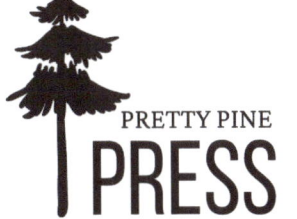

© 2020 Veröffentlichung Pretty Pine Press. Alle Rechte vorbehalten.
Kein Teil dieser Publikation darf ohne vorherige schriftliche Genehmigung des Herausgebers in irgendeiner Form oder mit irgendwelchen Mitteln, einschließlich Fotokopien, Aufzeichnungen oder anderen elektronischen oder mechanischen Methoden, reproduziert, verteilt oder übertragen werden, außer im Falle von kurzen Zitaten in kritischen Rezensionen und bestimmten anderen, nach dem Urheberrechtsgesetz erlaubten, nicht-kommerziellen Verwendungen.

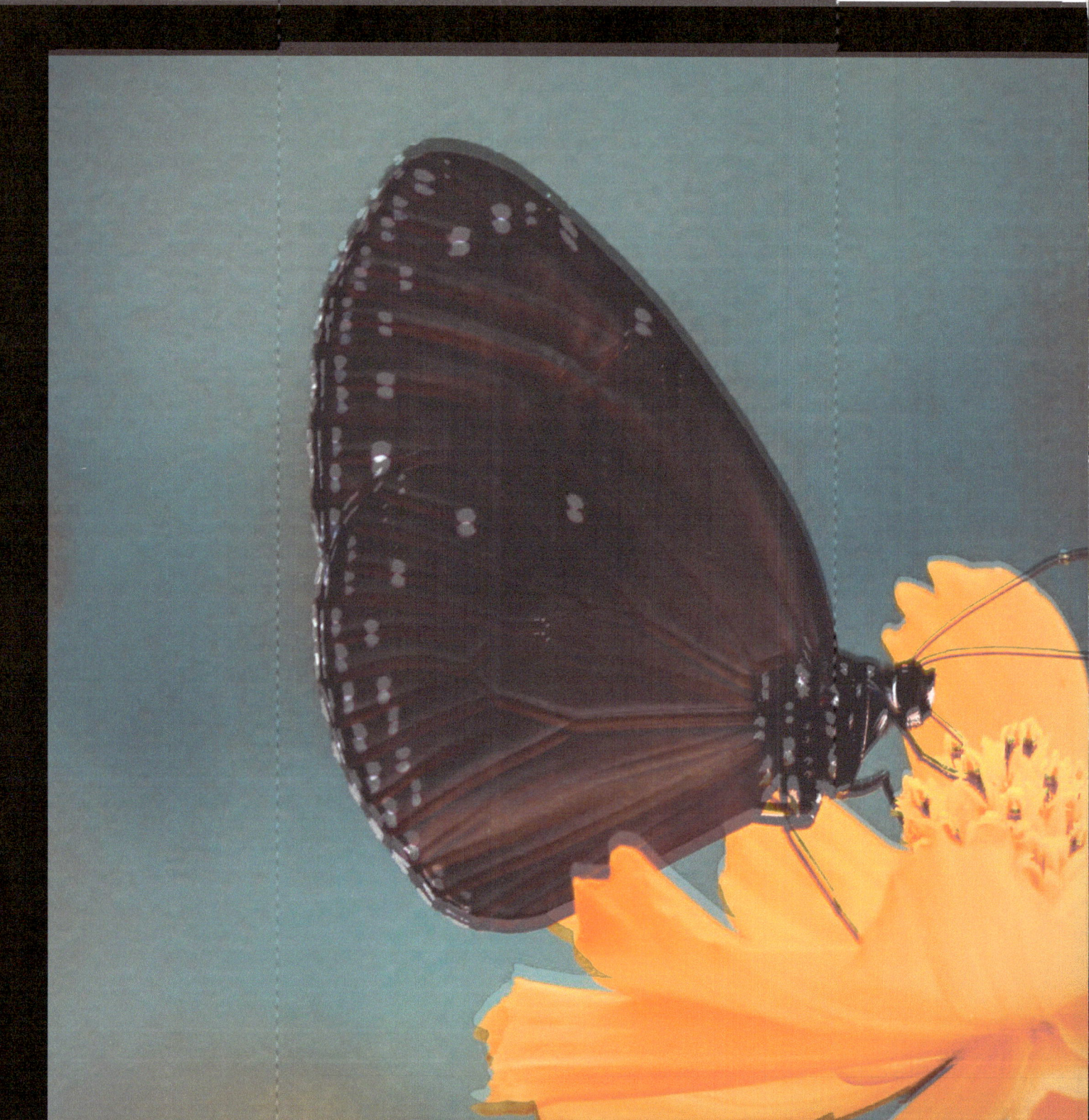

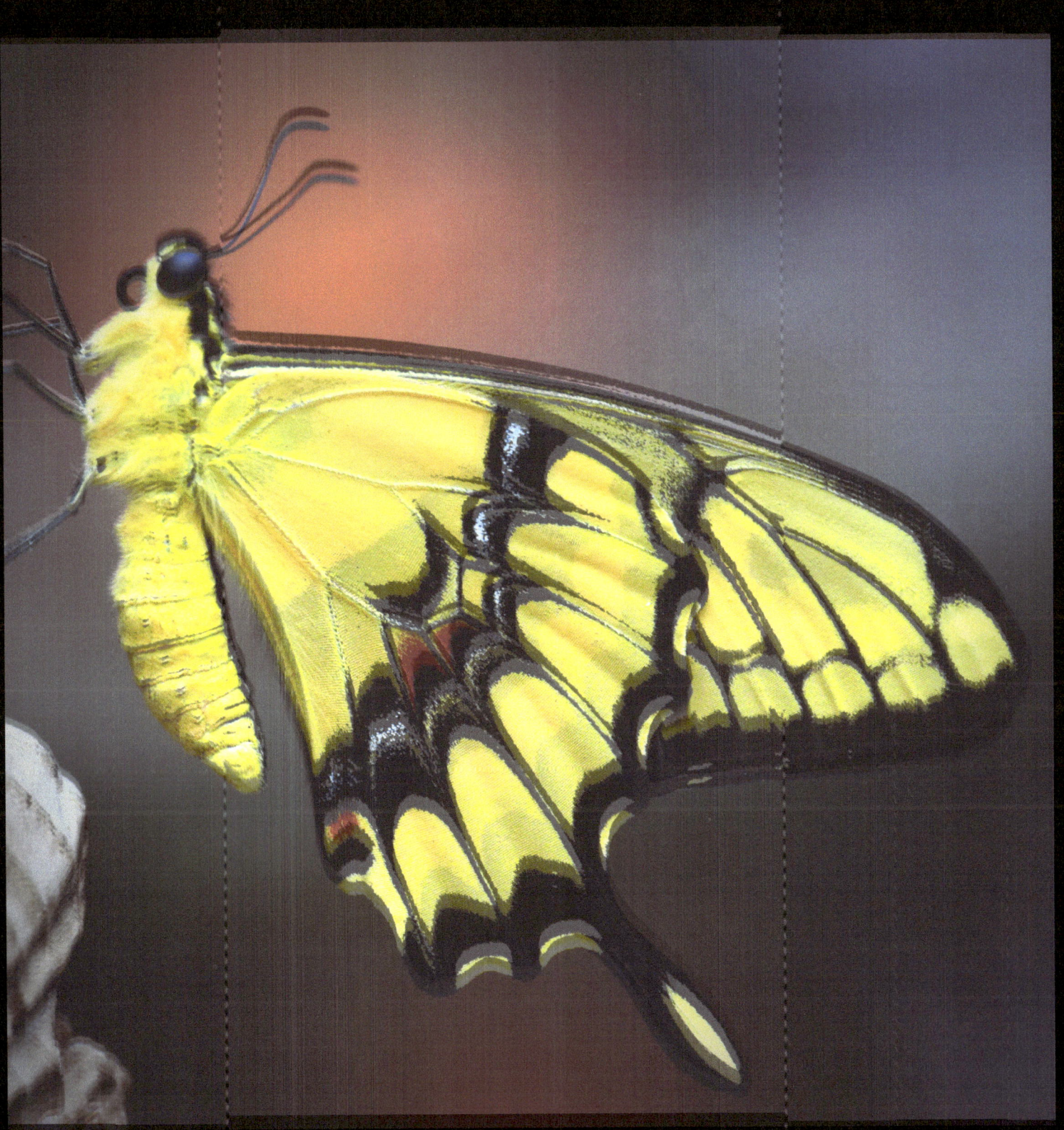

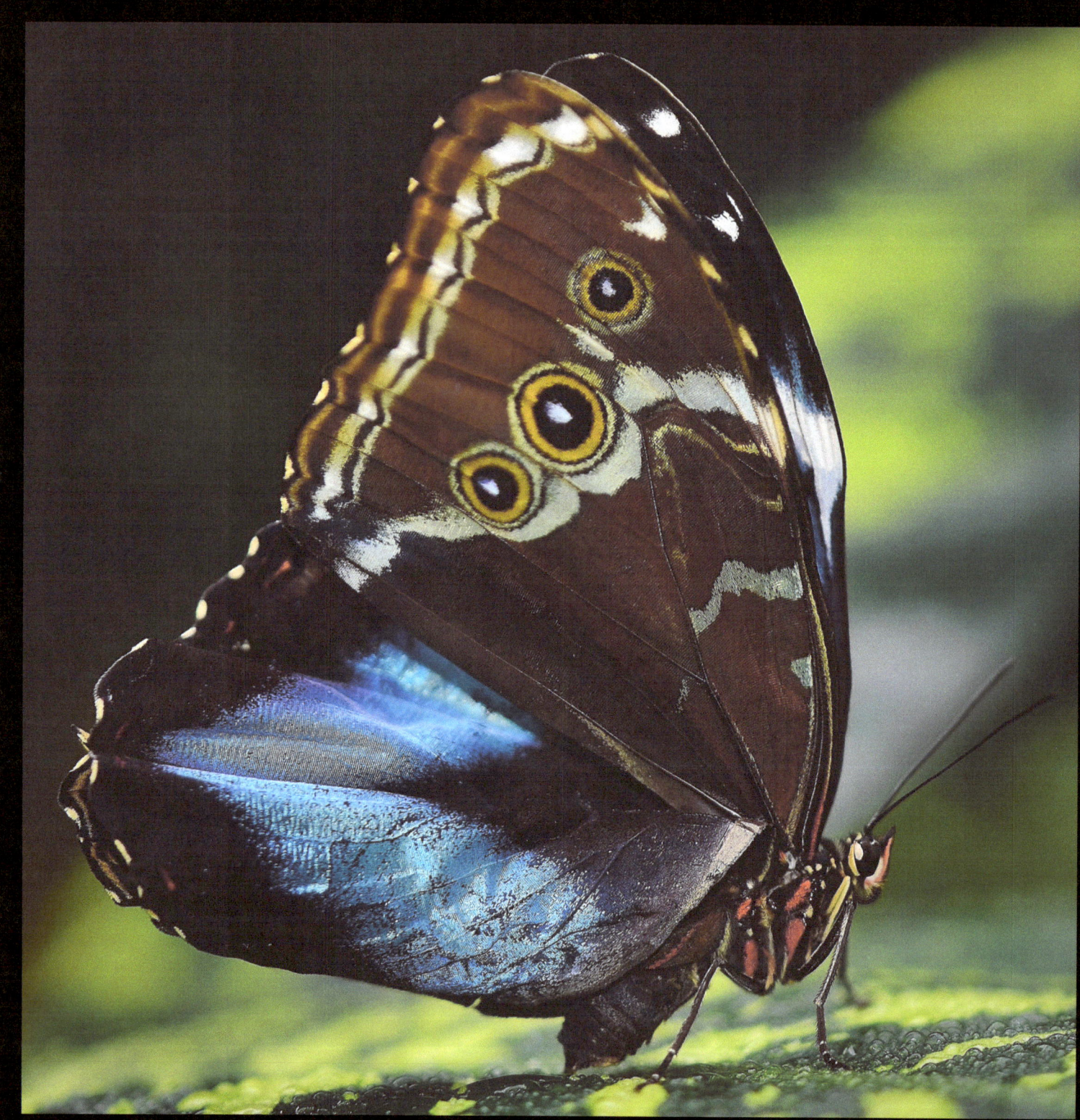

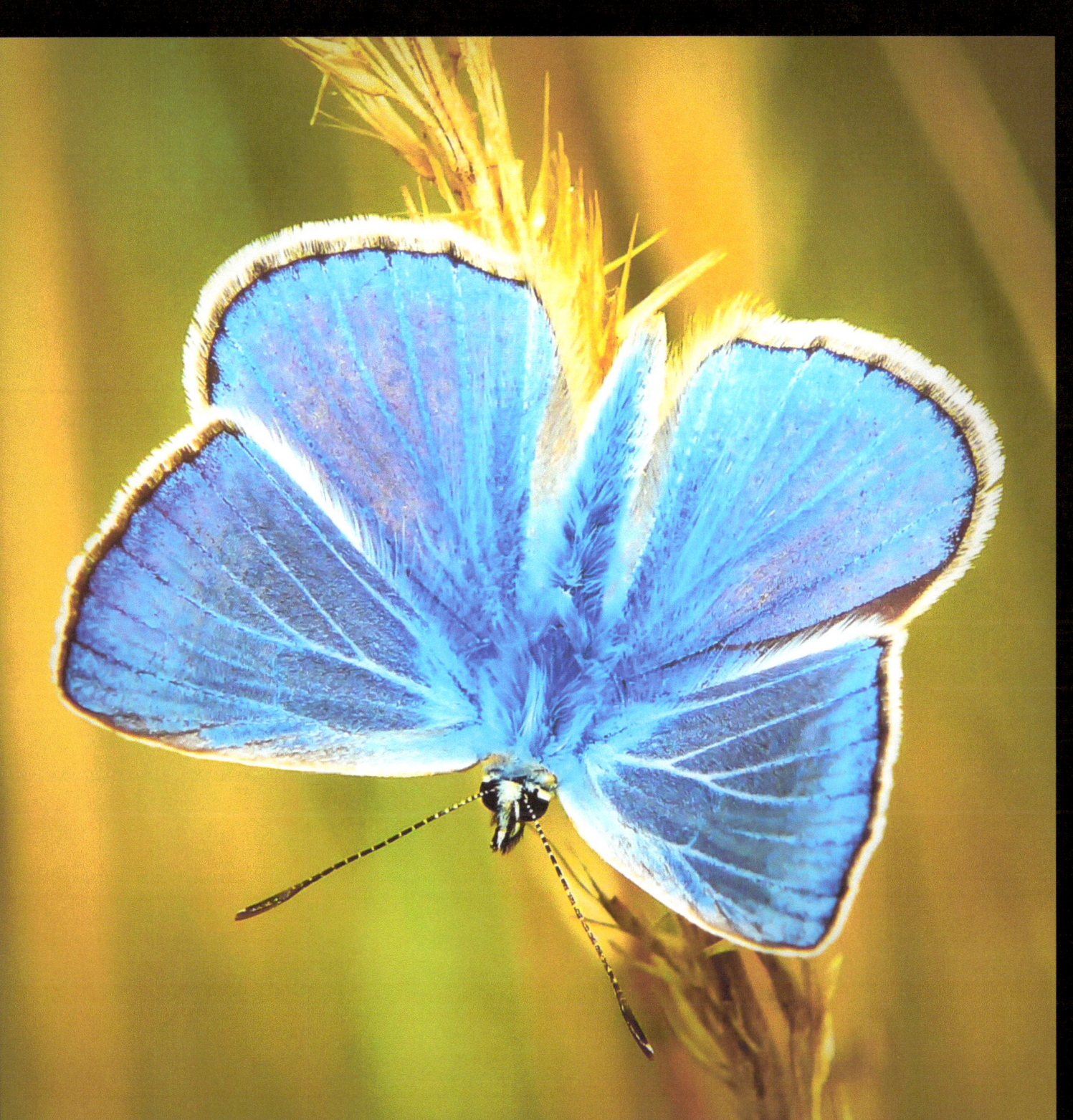

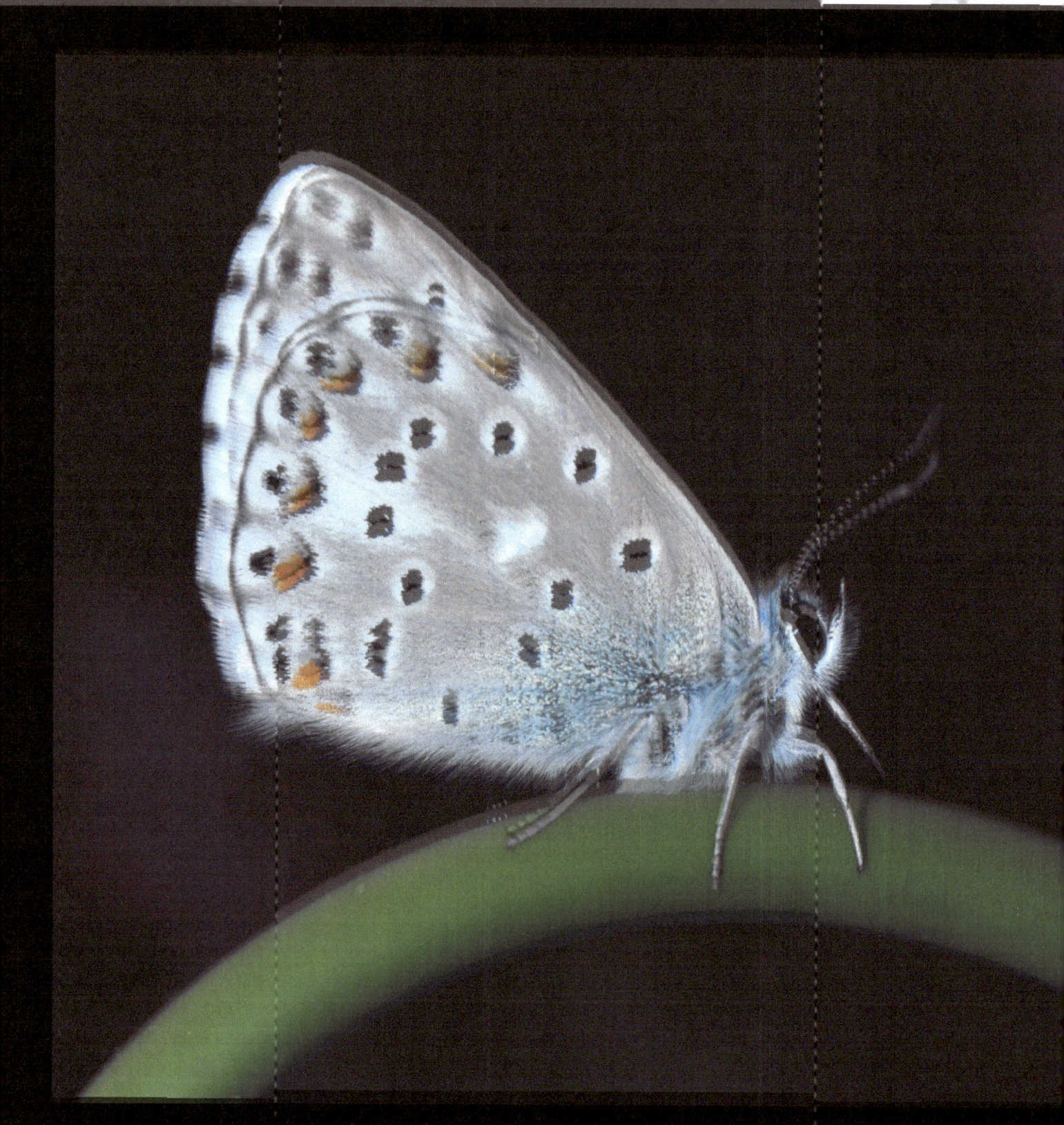

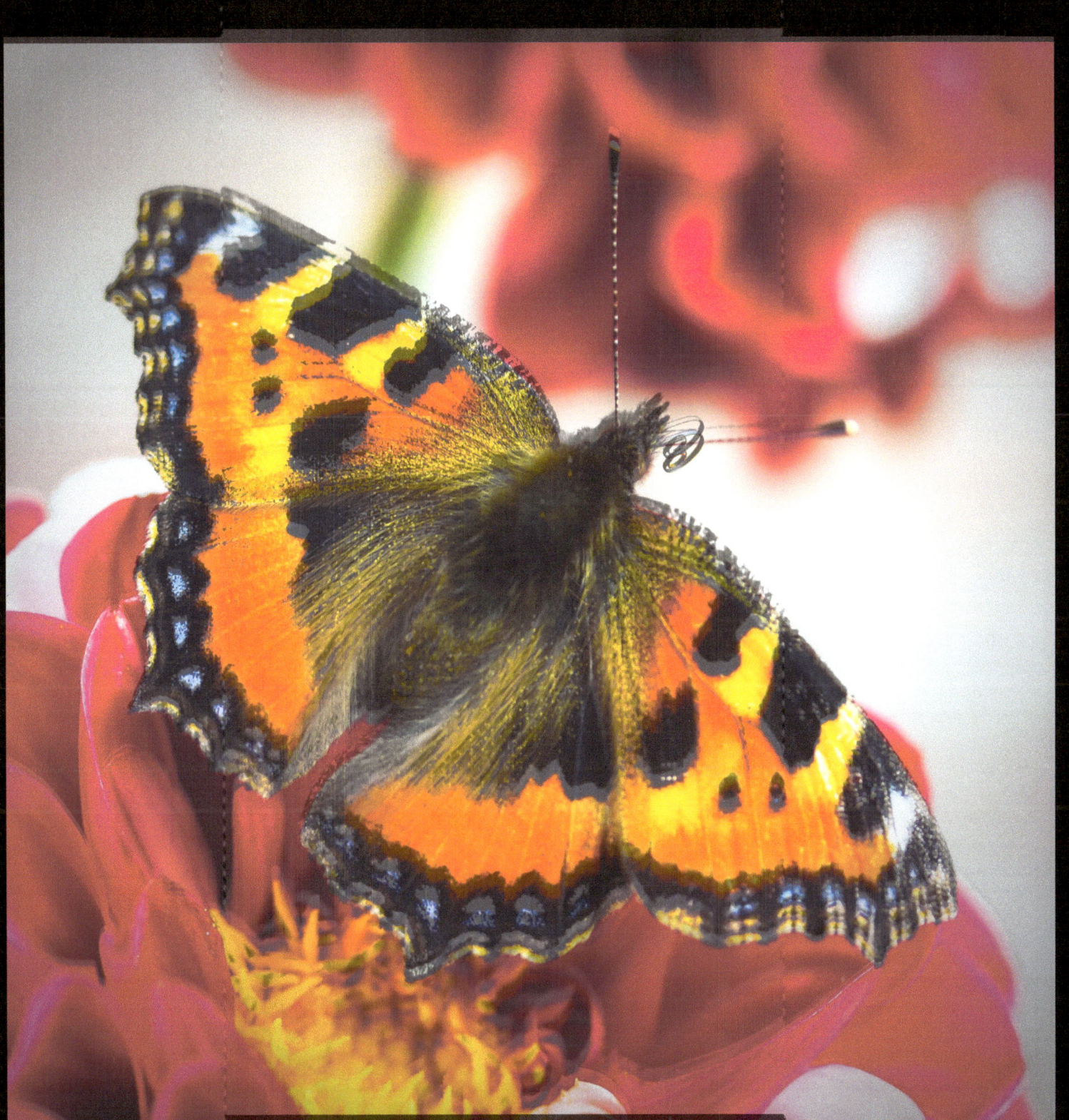

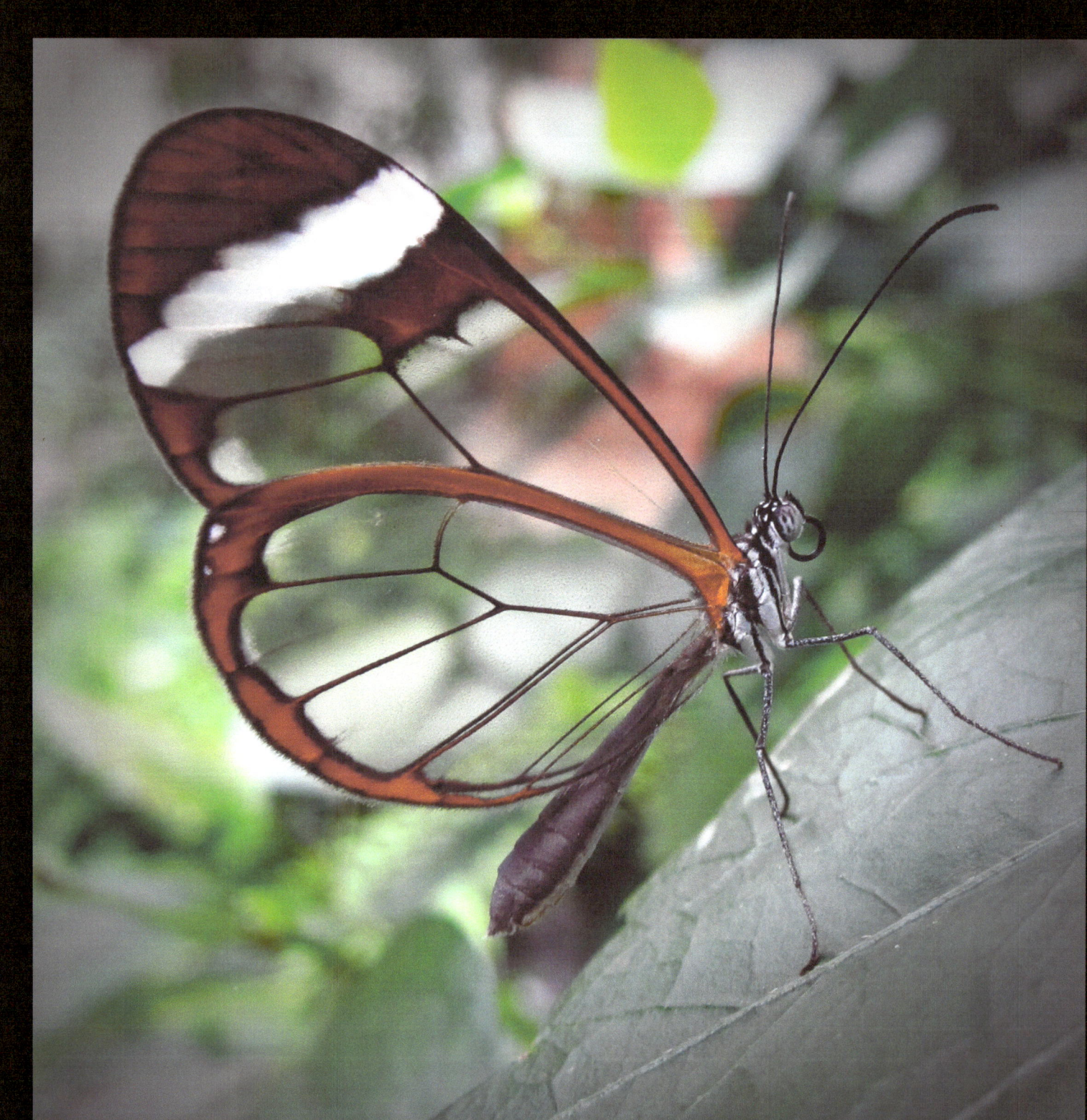

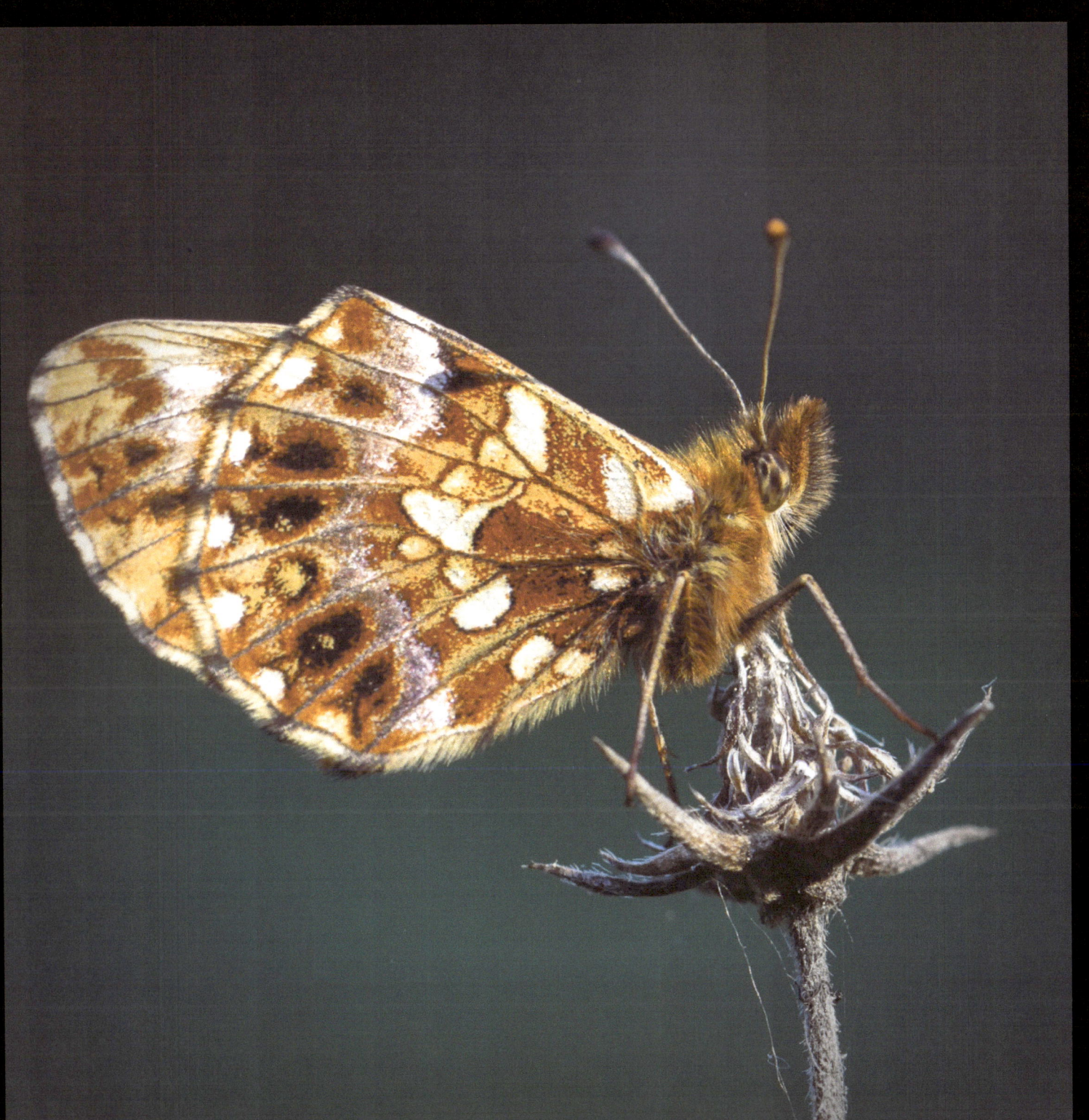

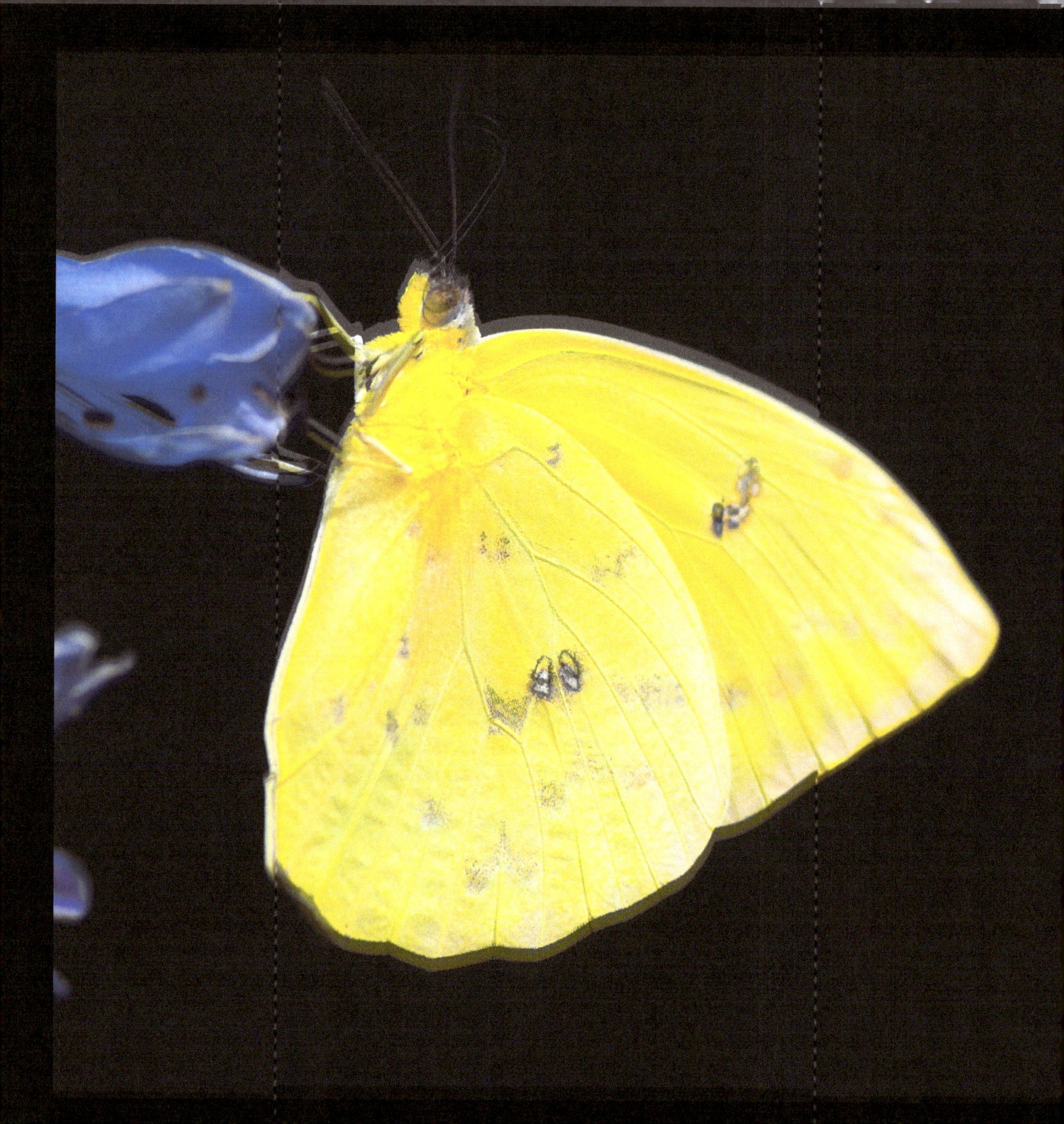

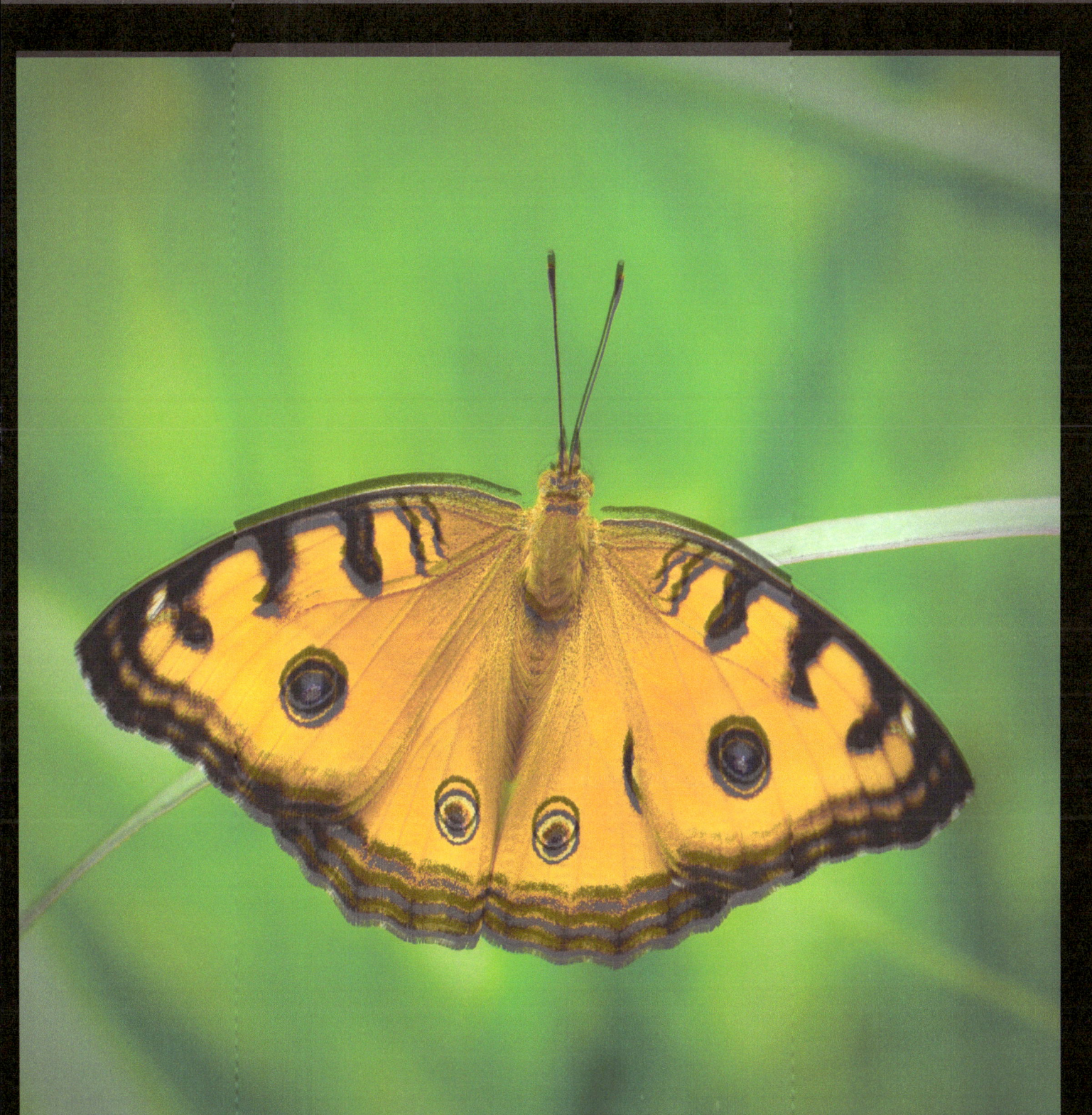

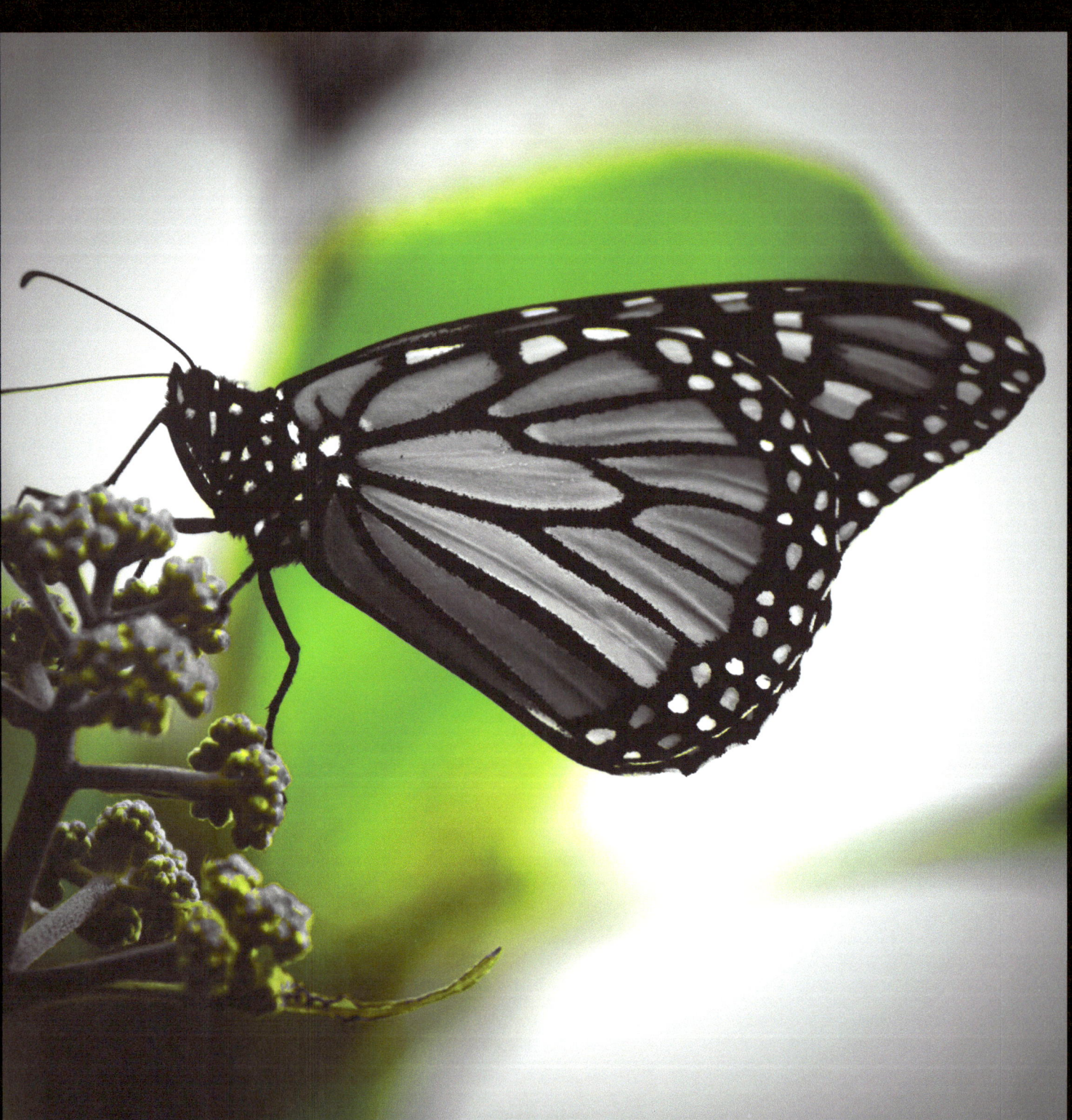

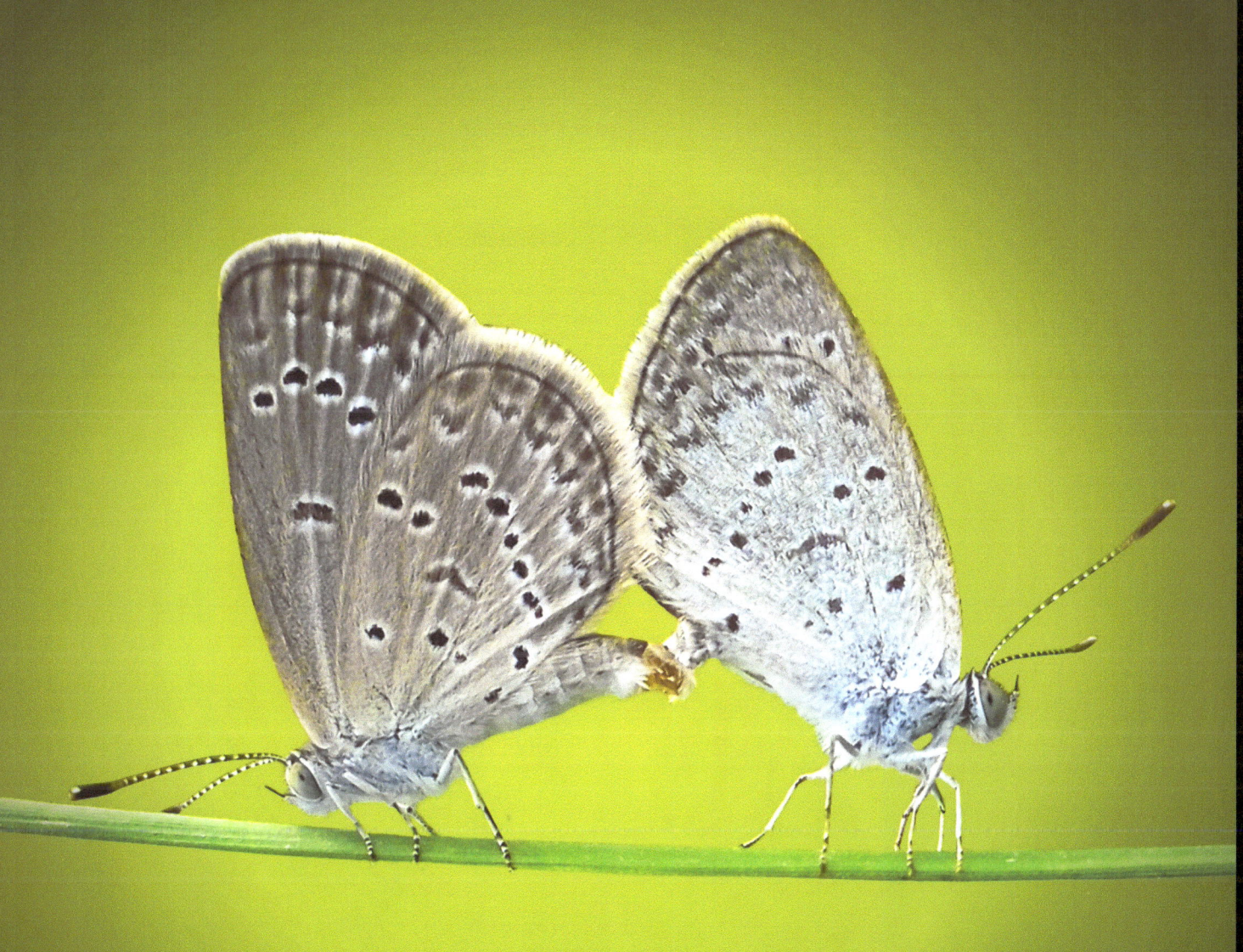

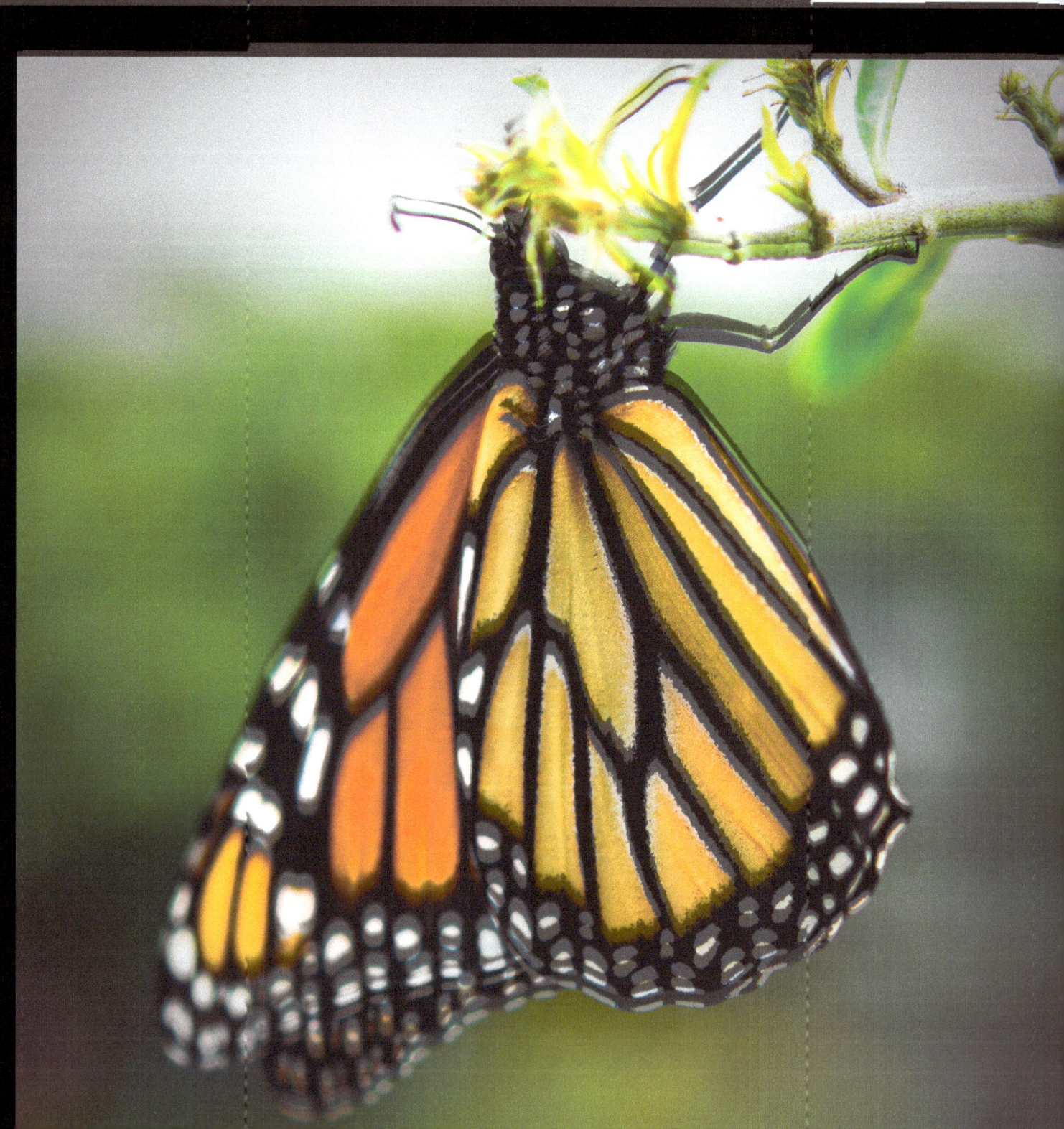

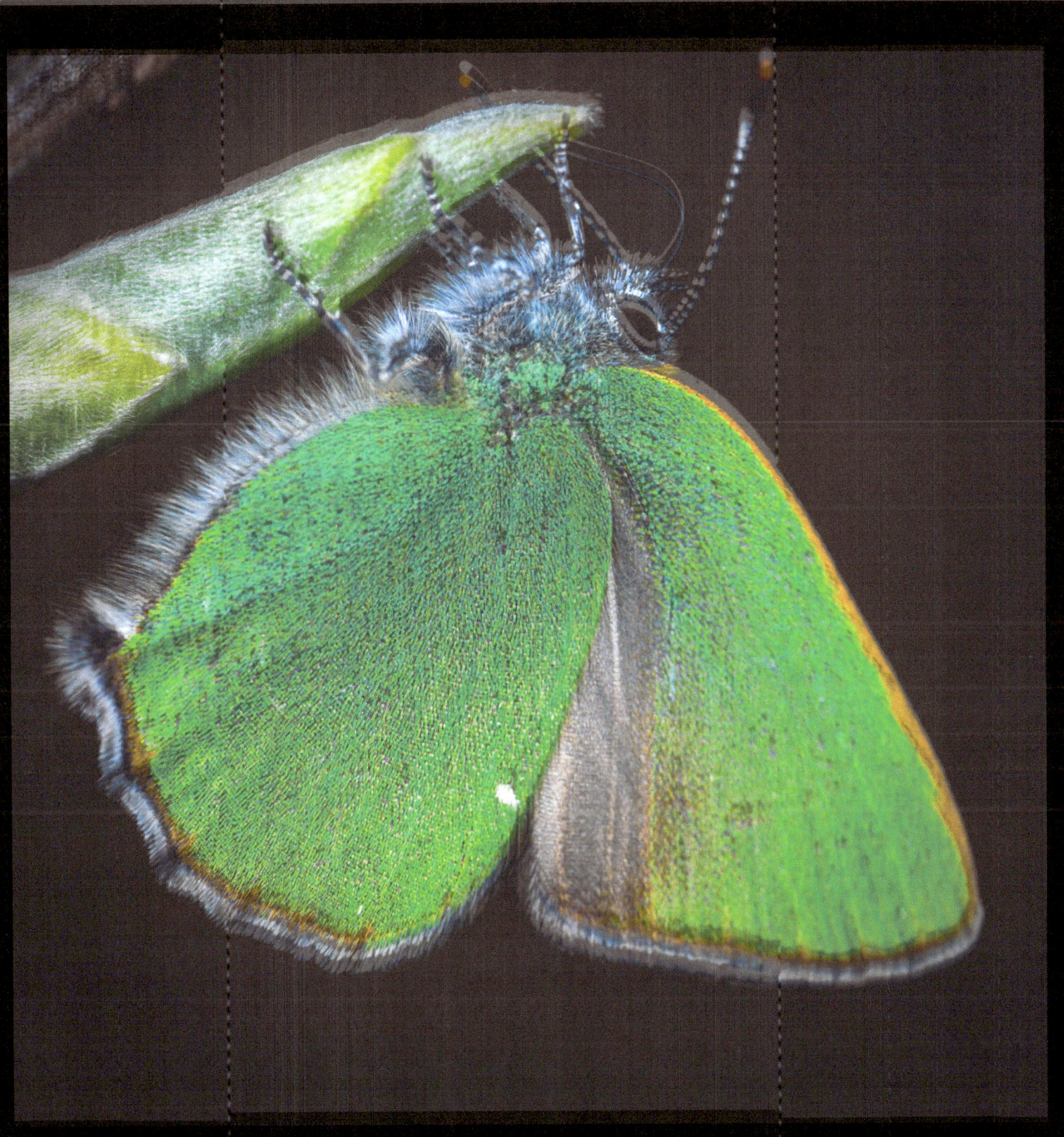

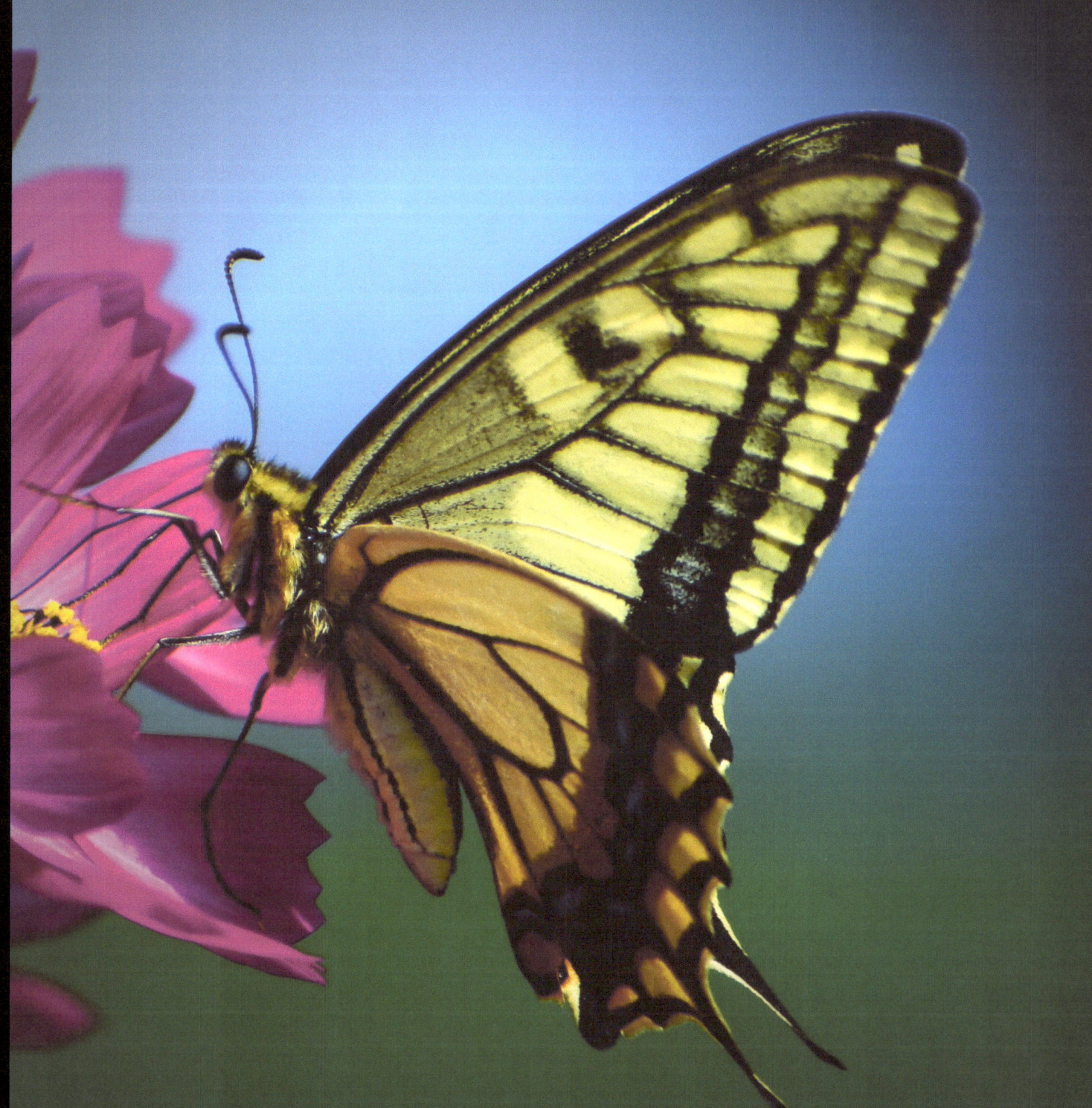

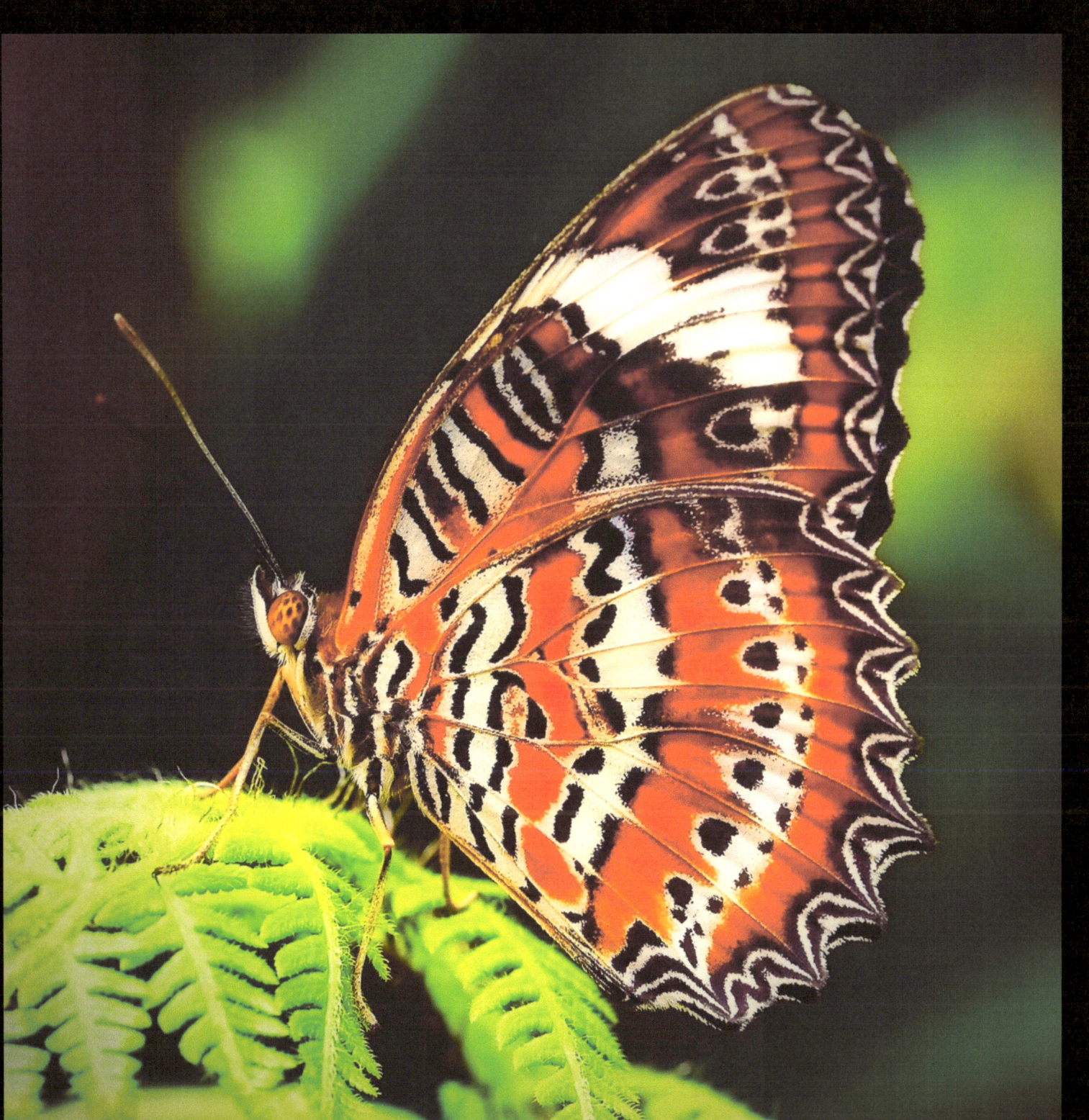

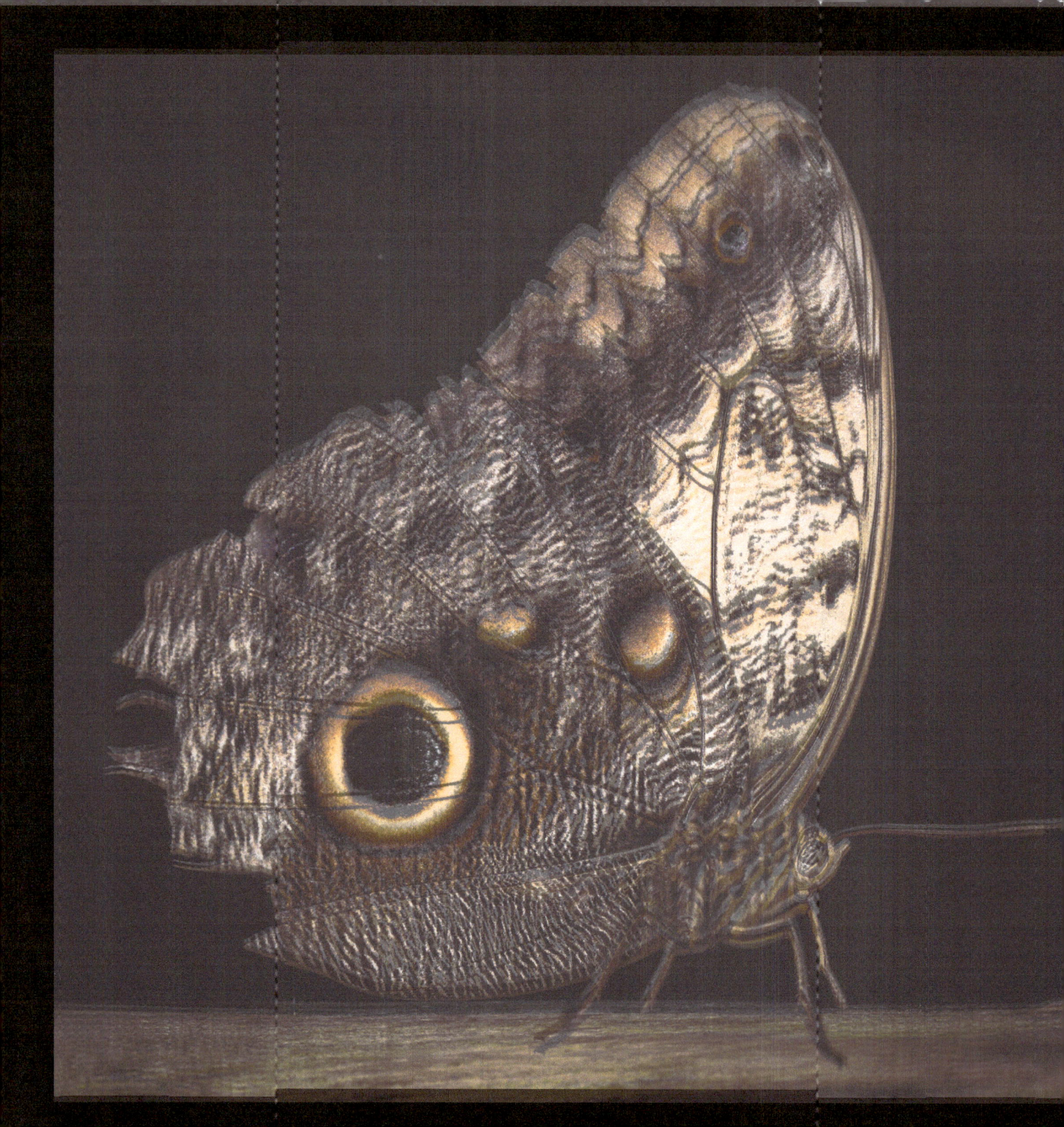

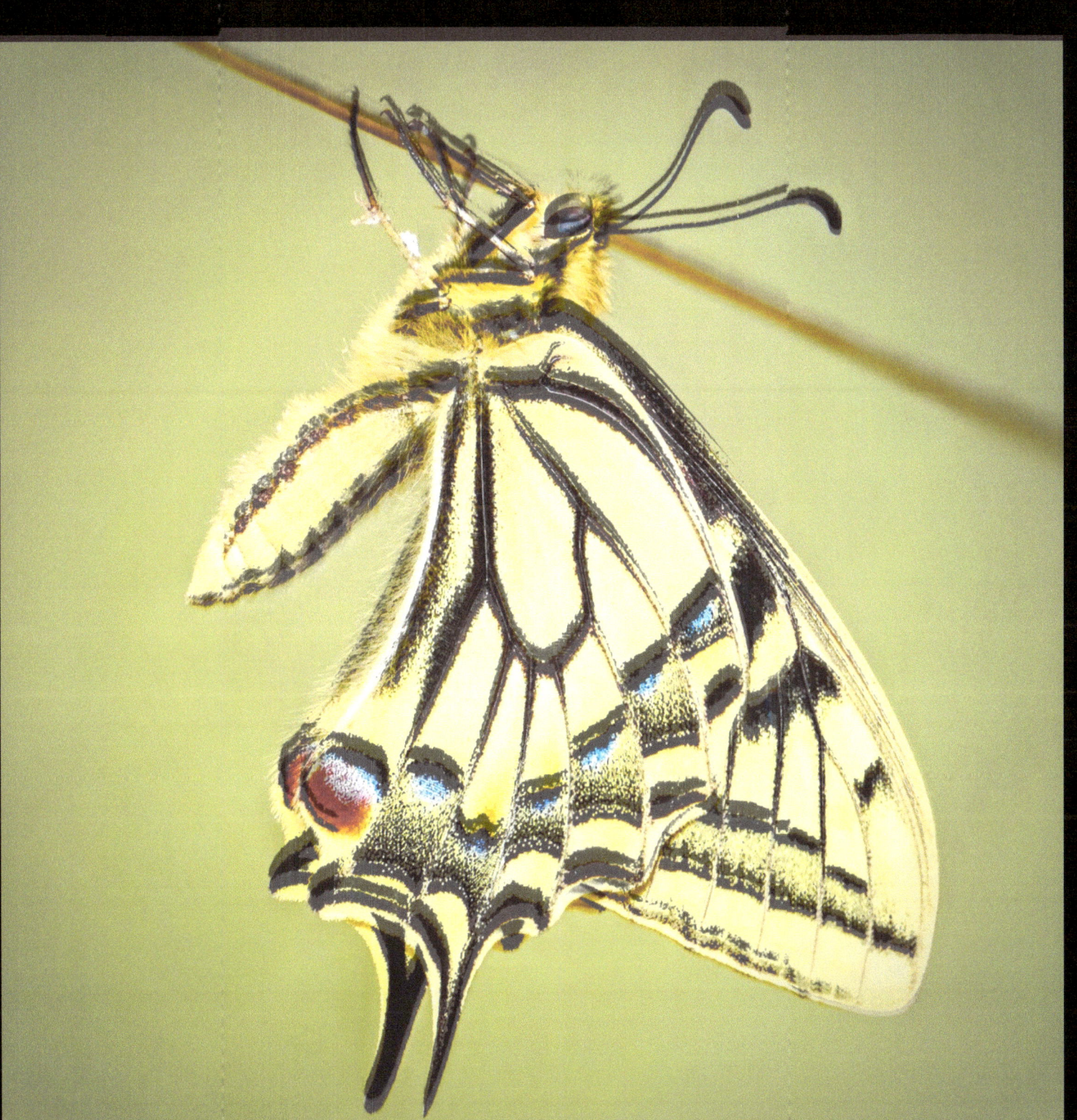

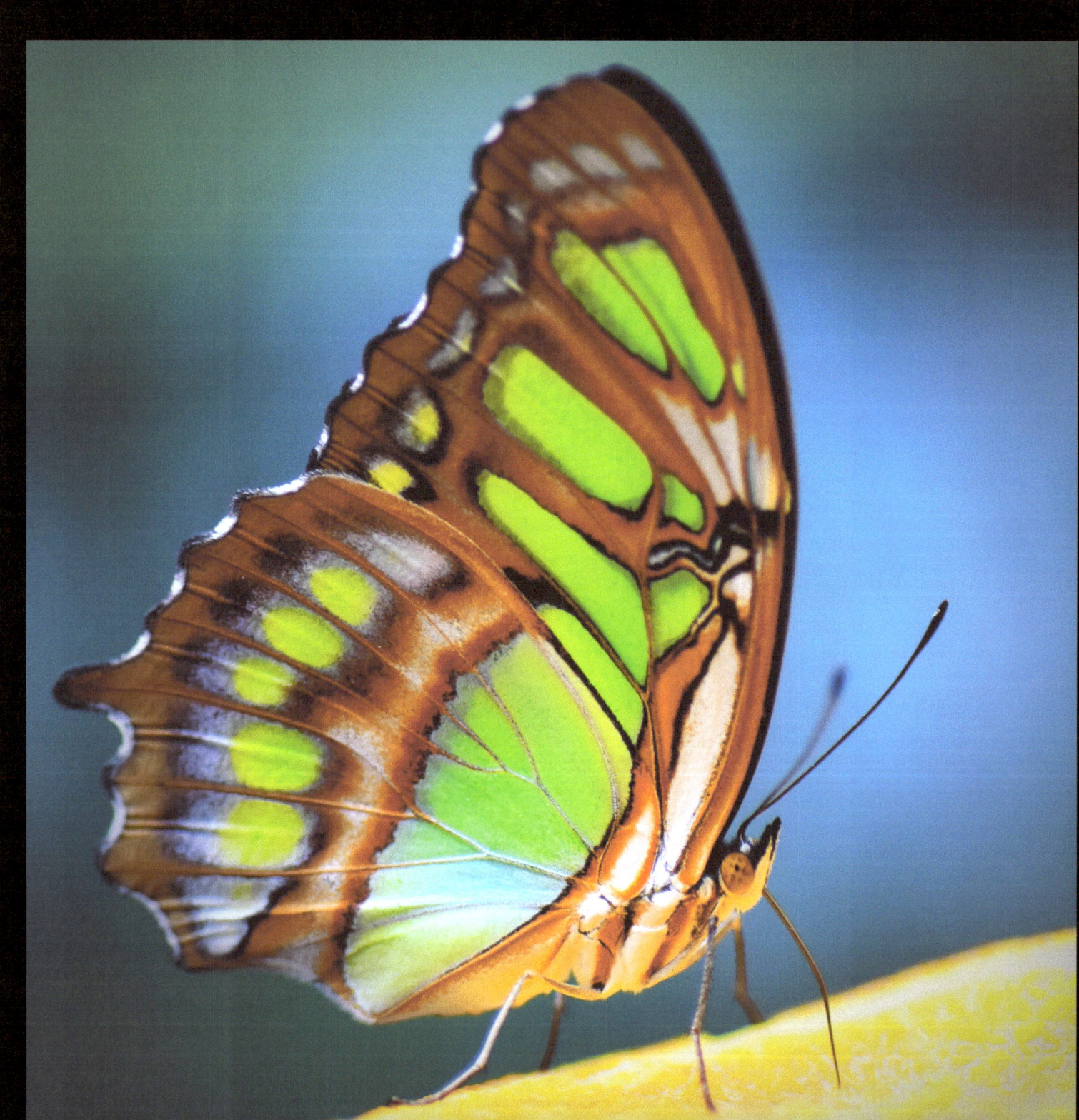

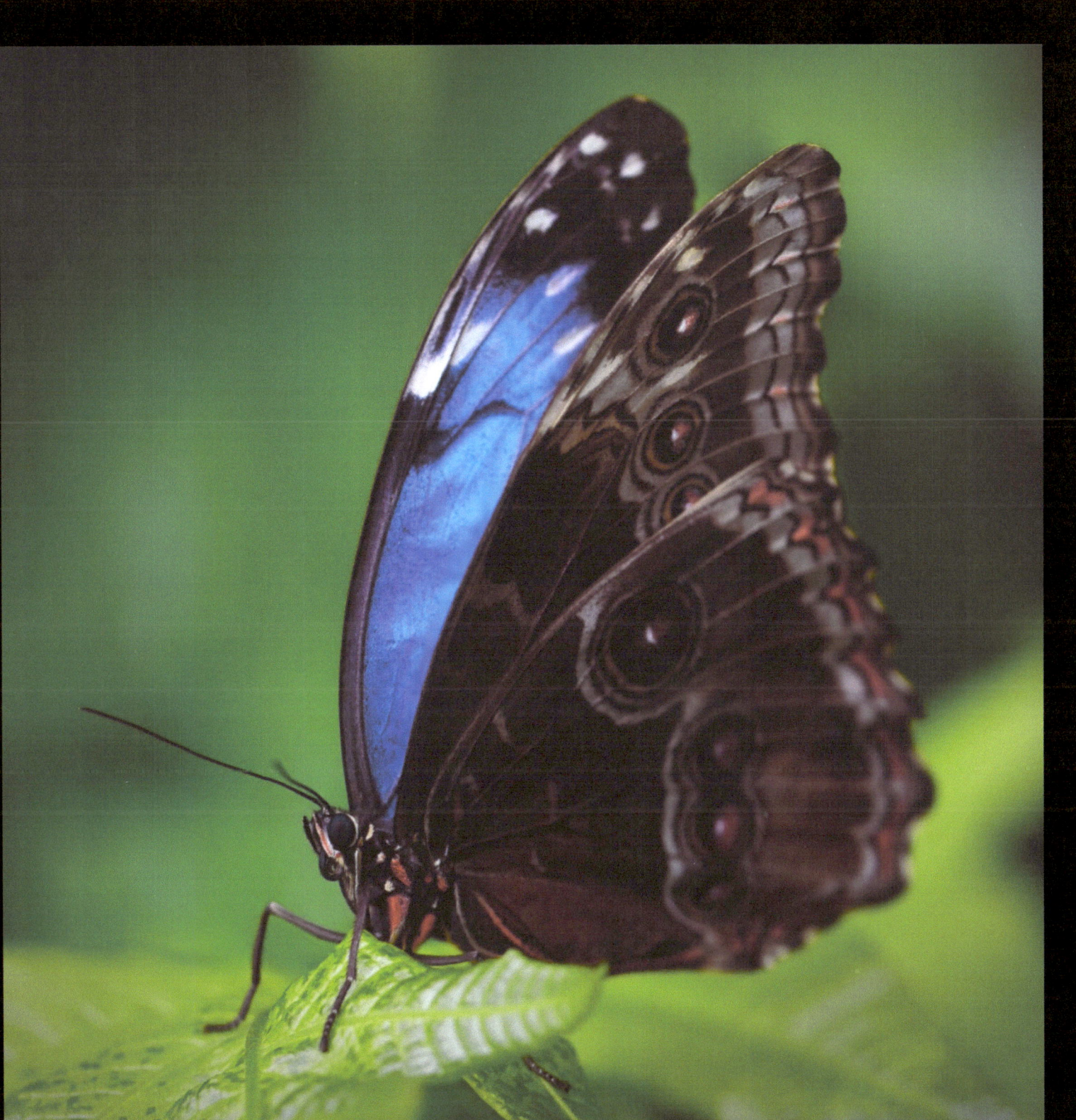

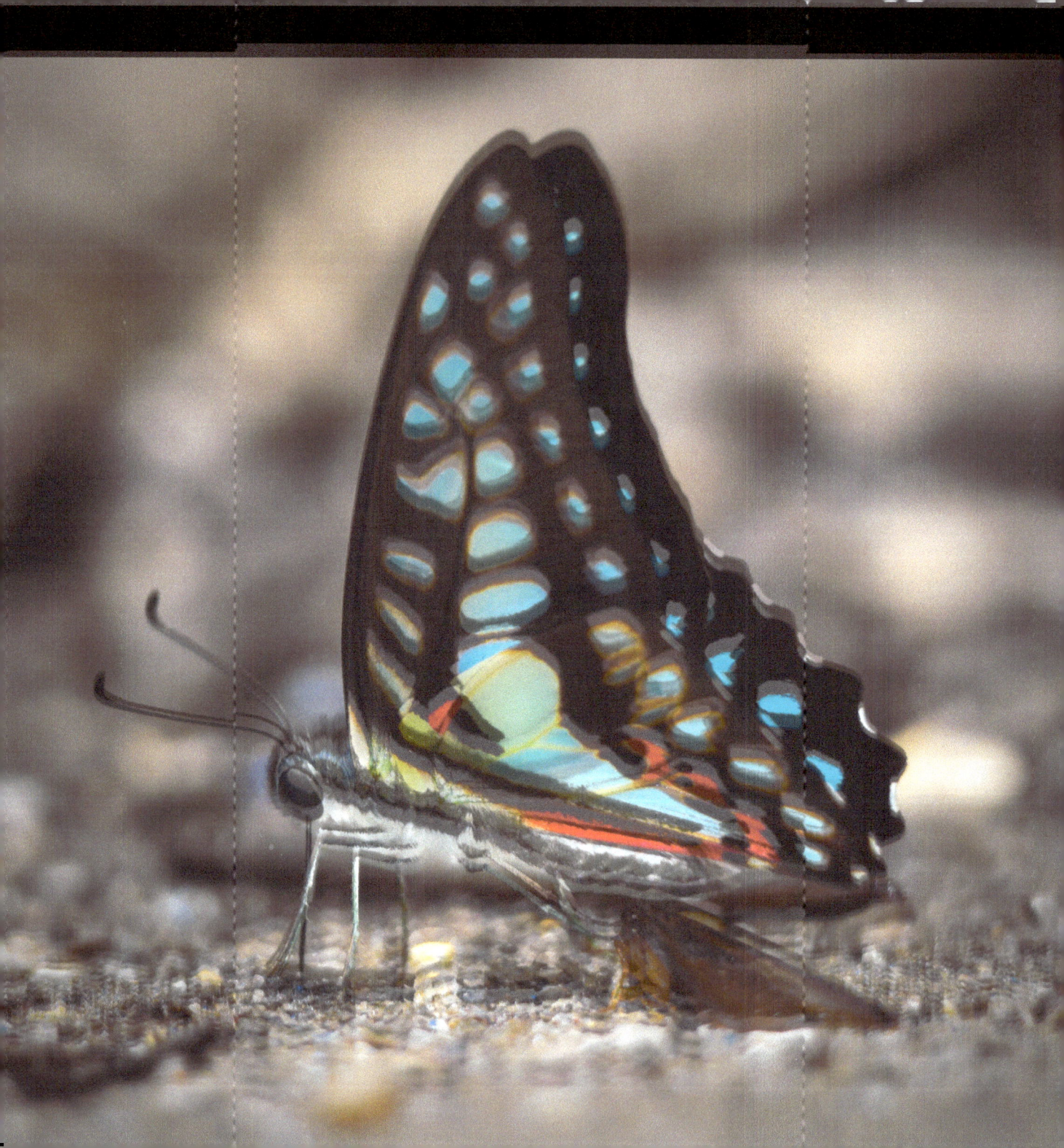

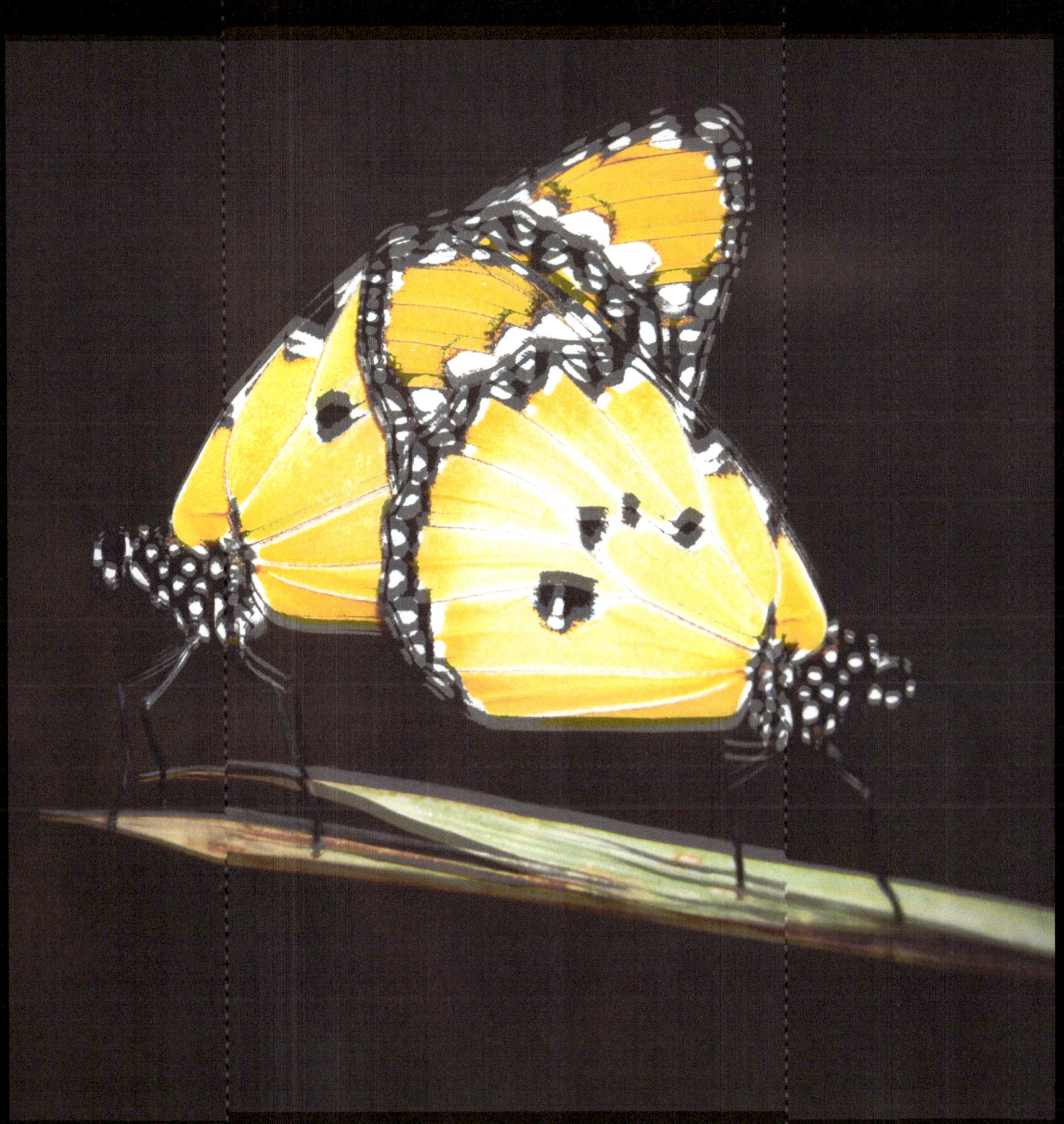

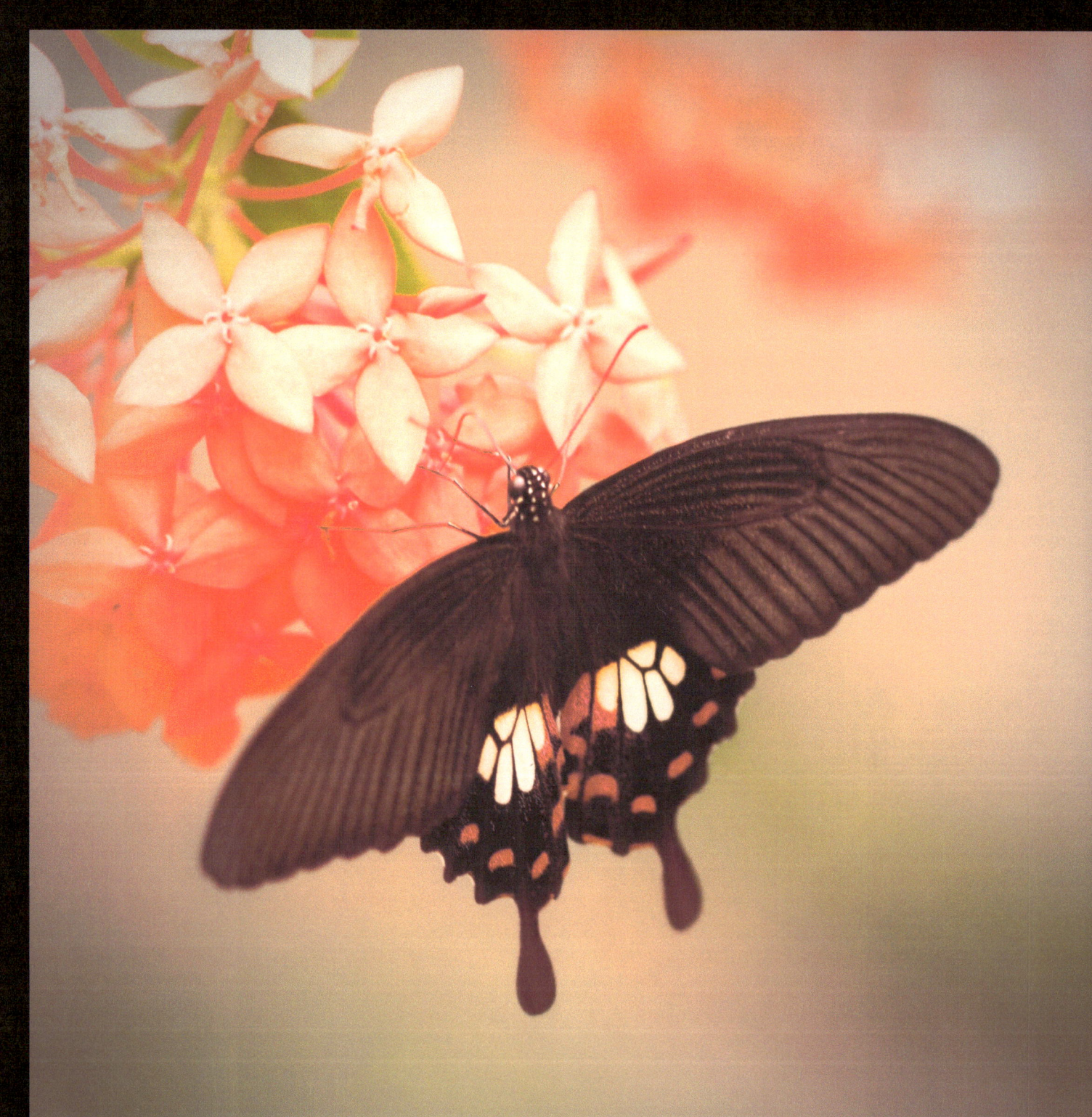

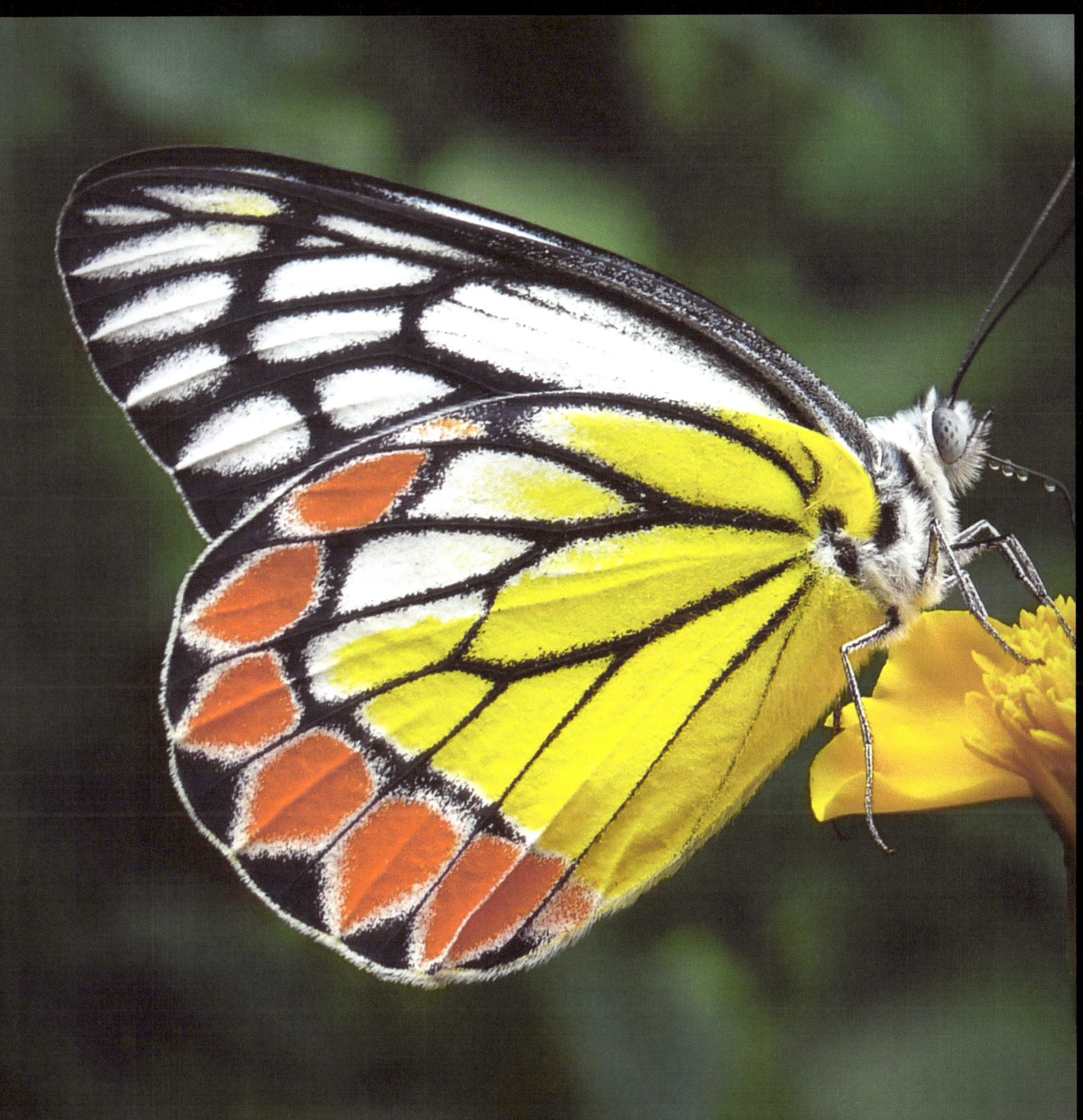

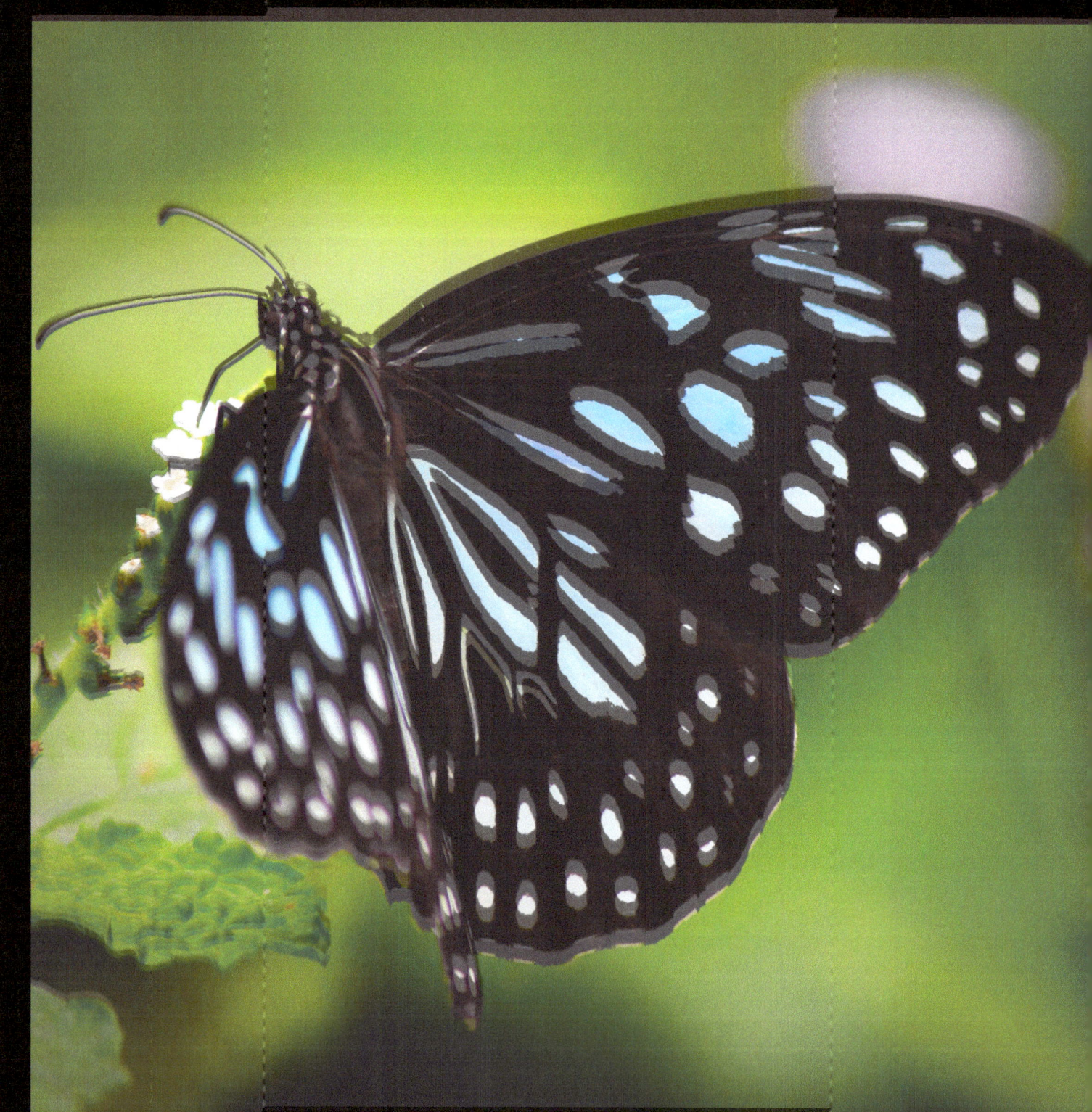

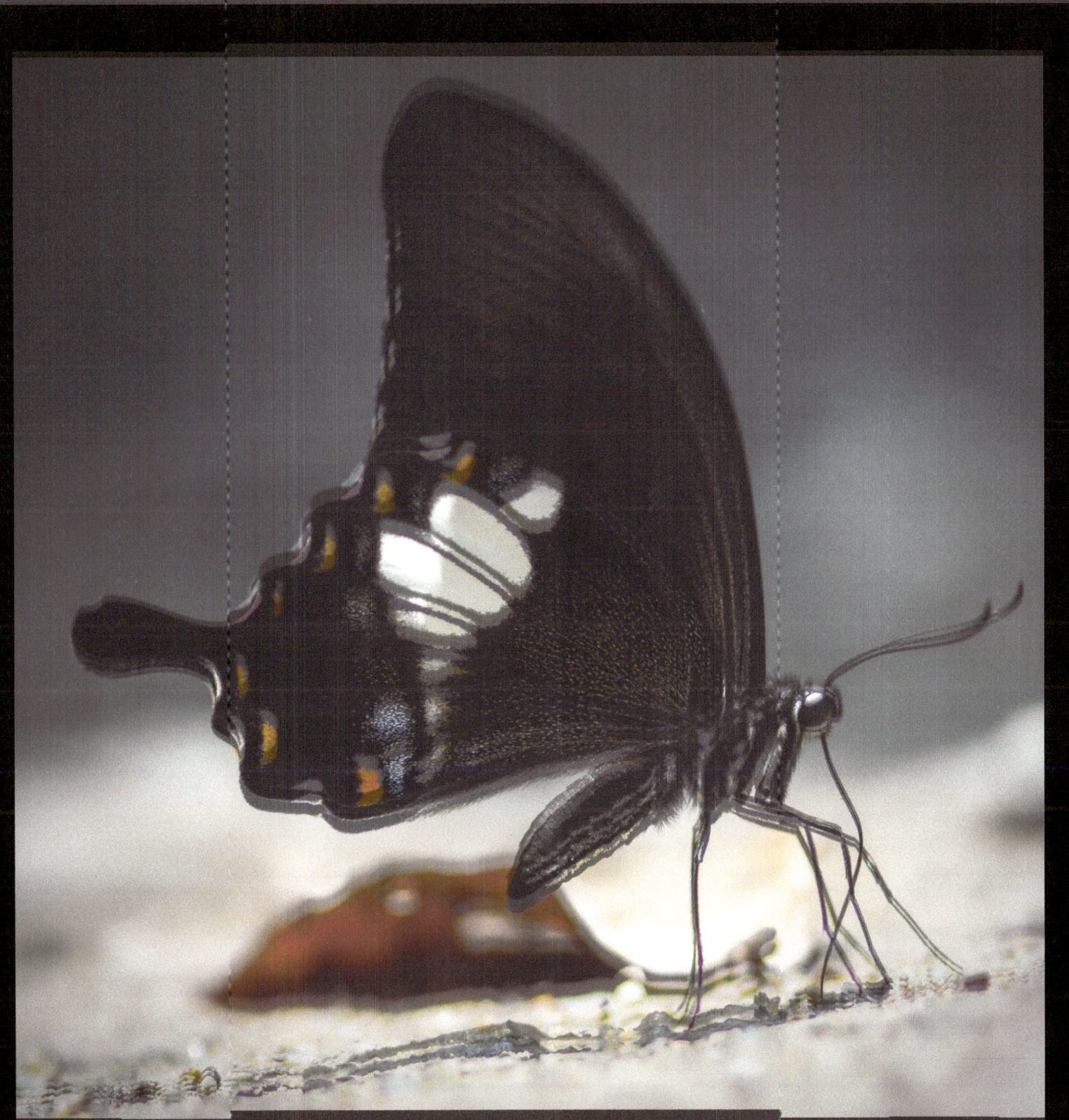

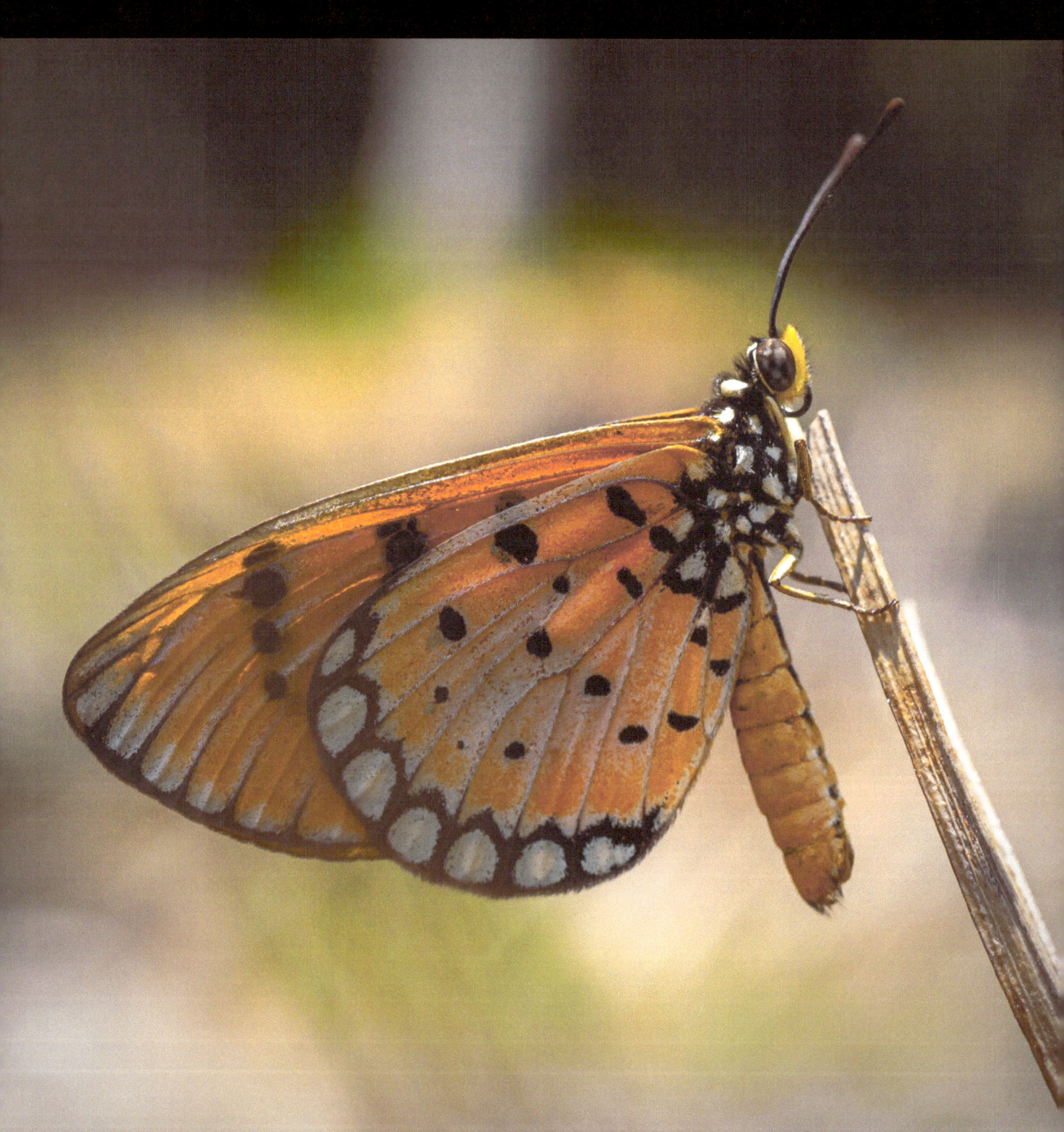

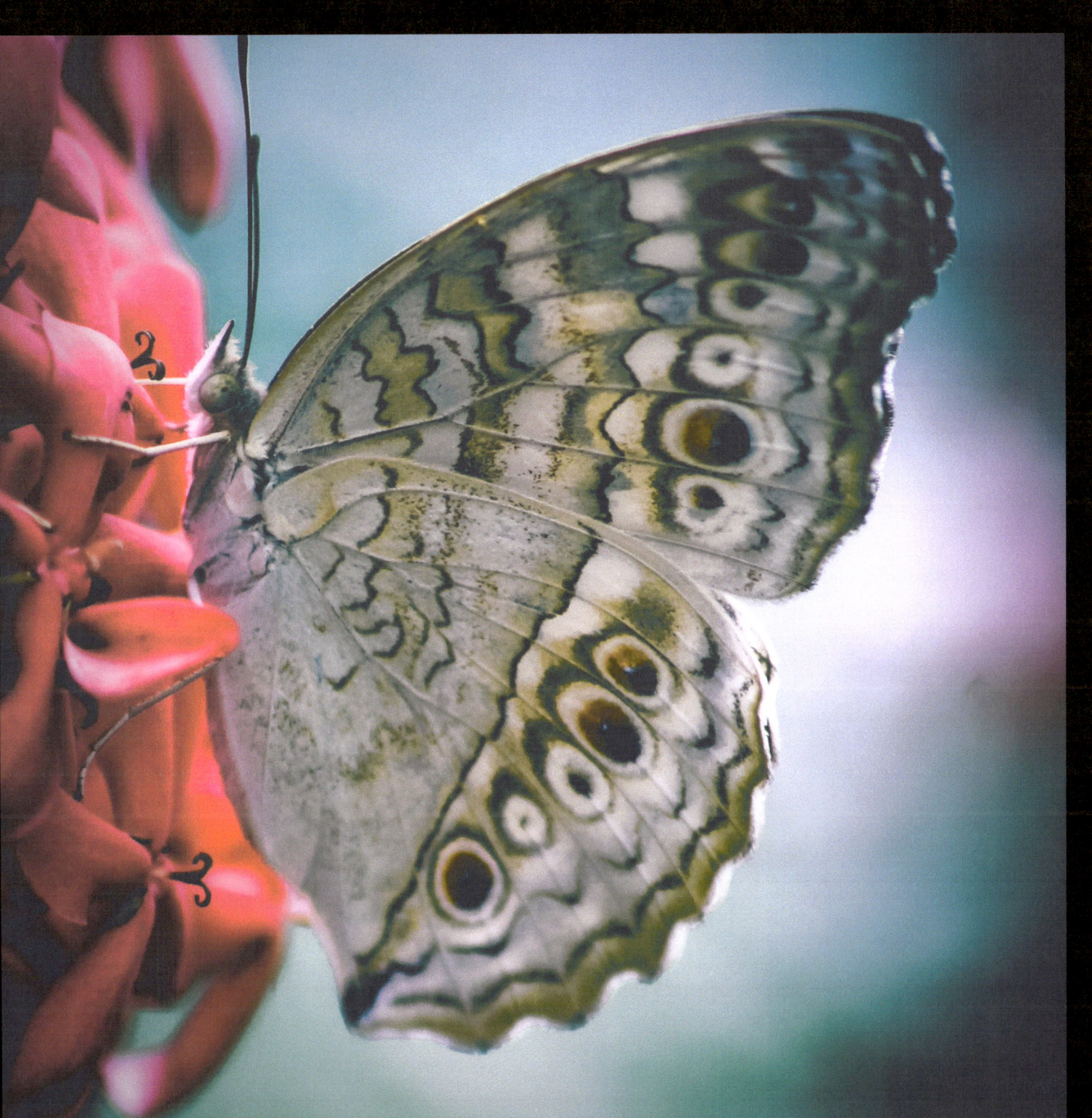

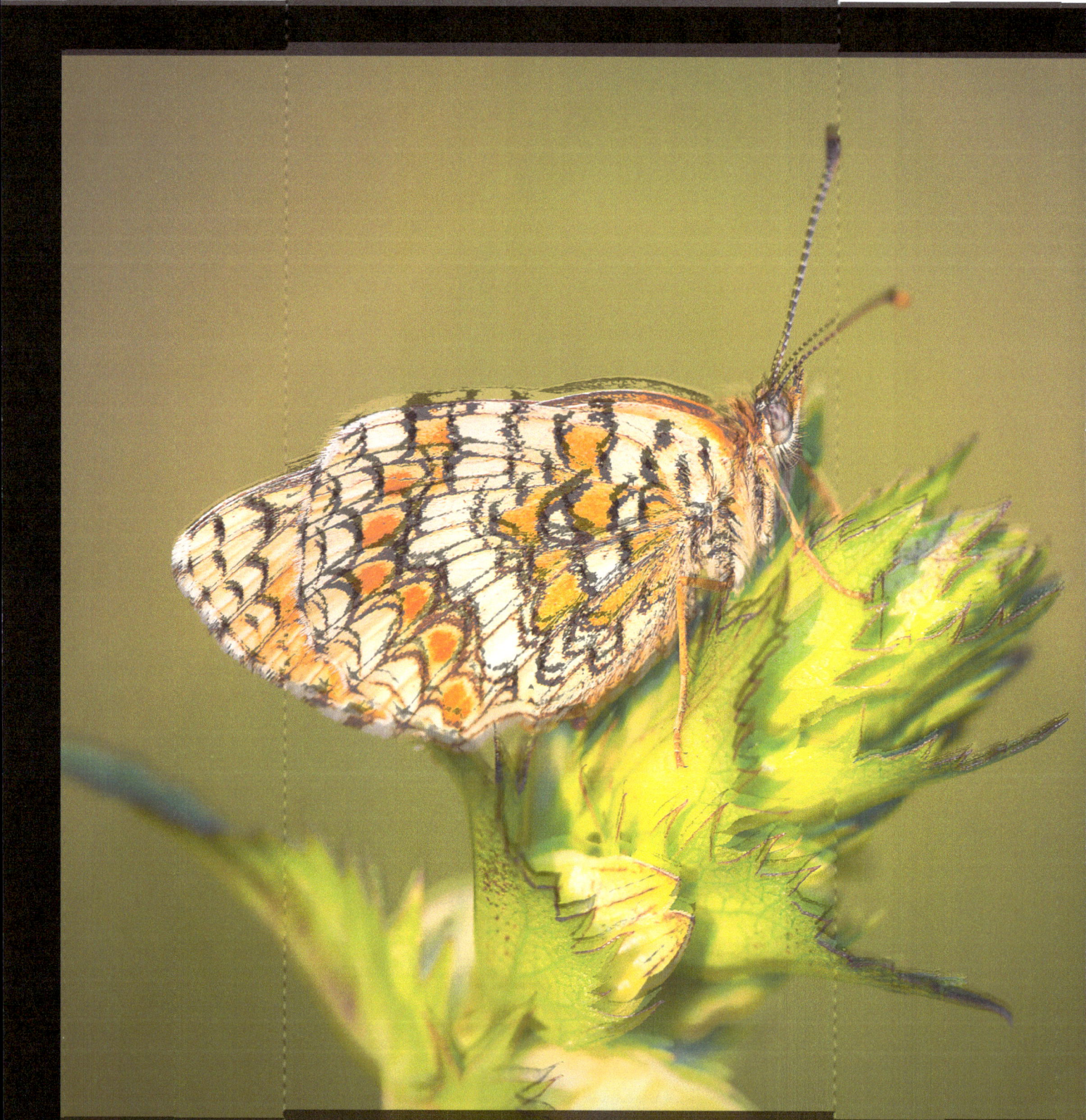

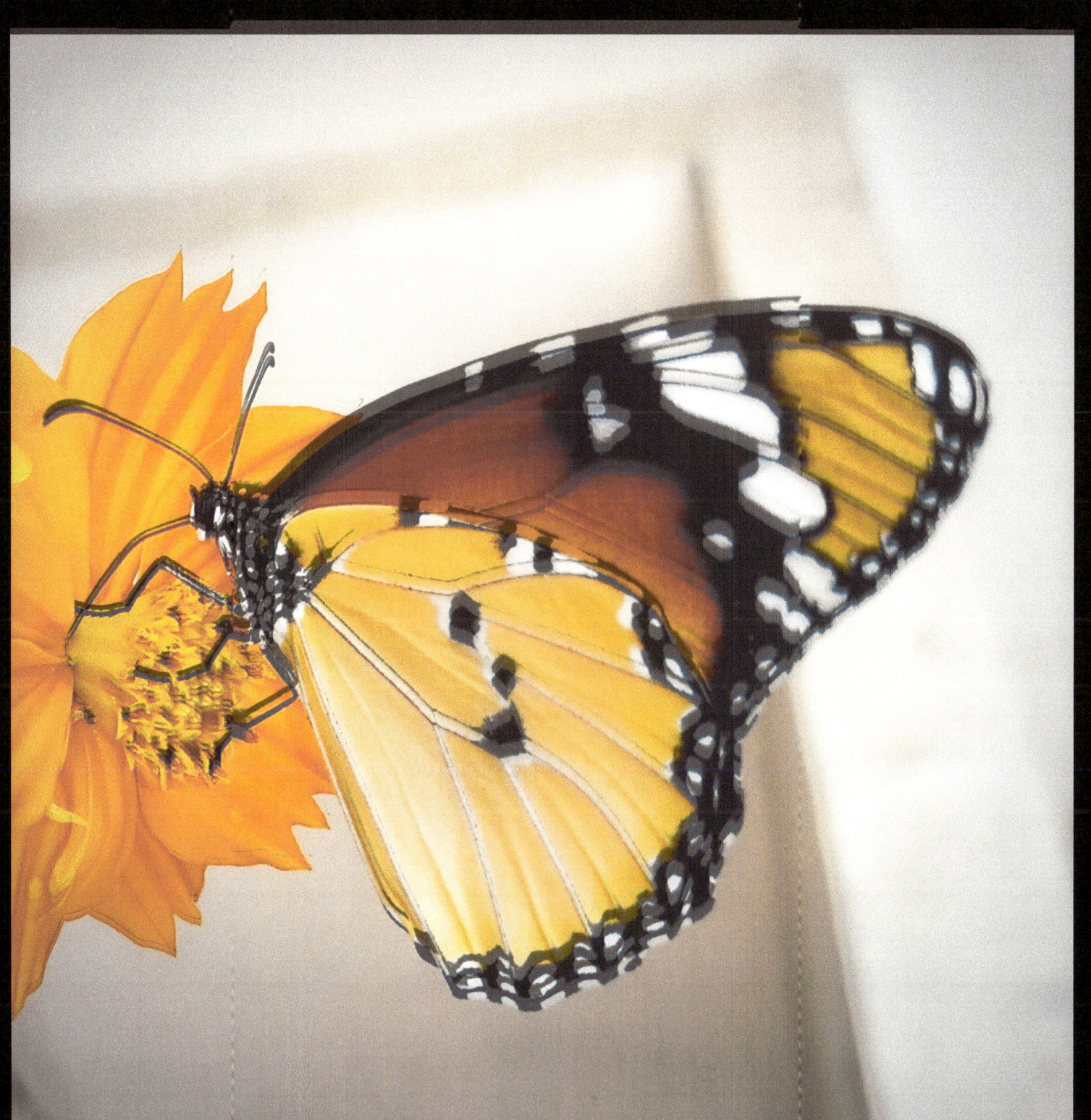

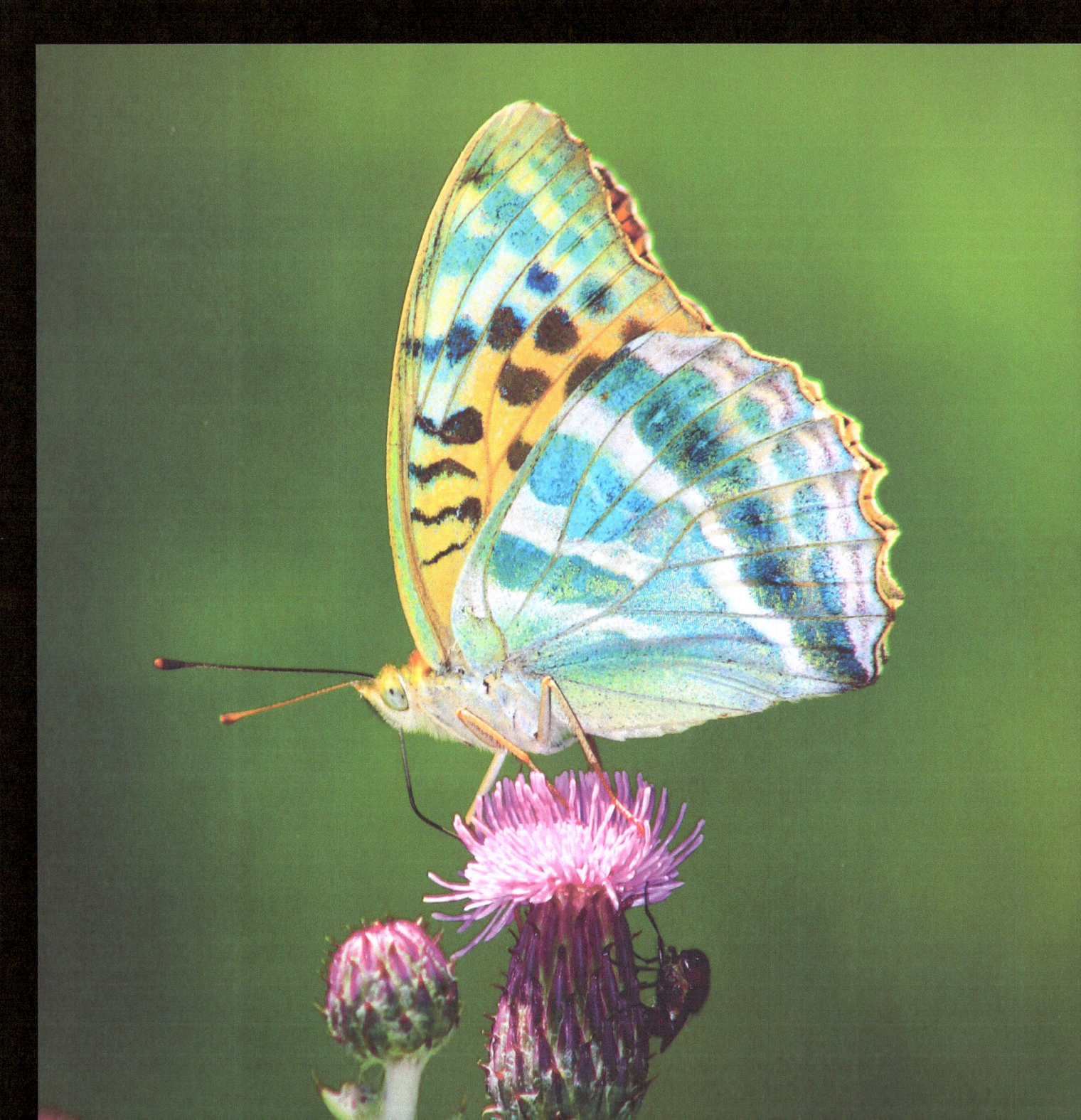

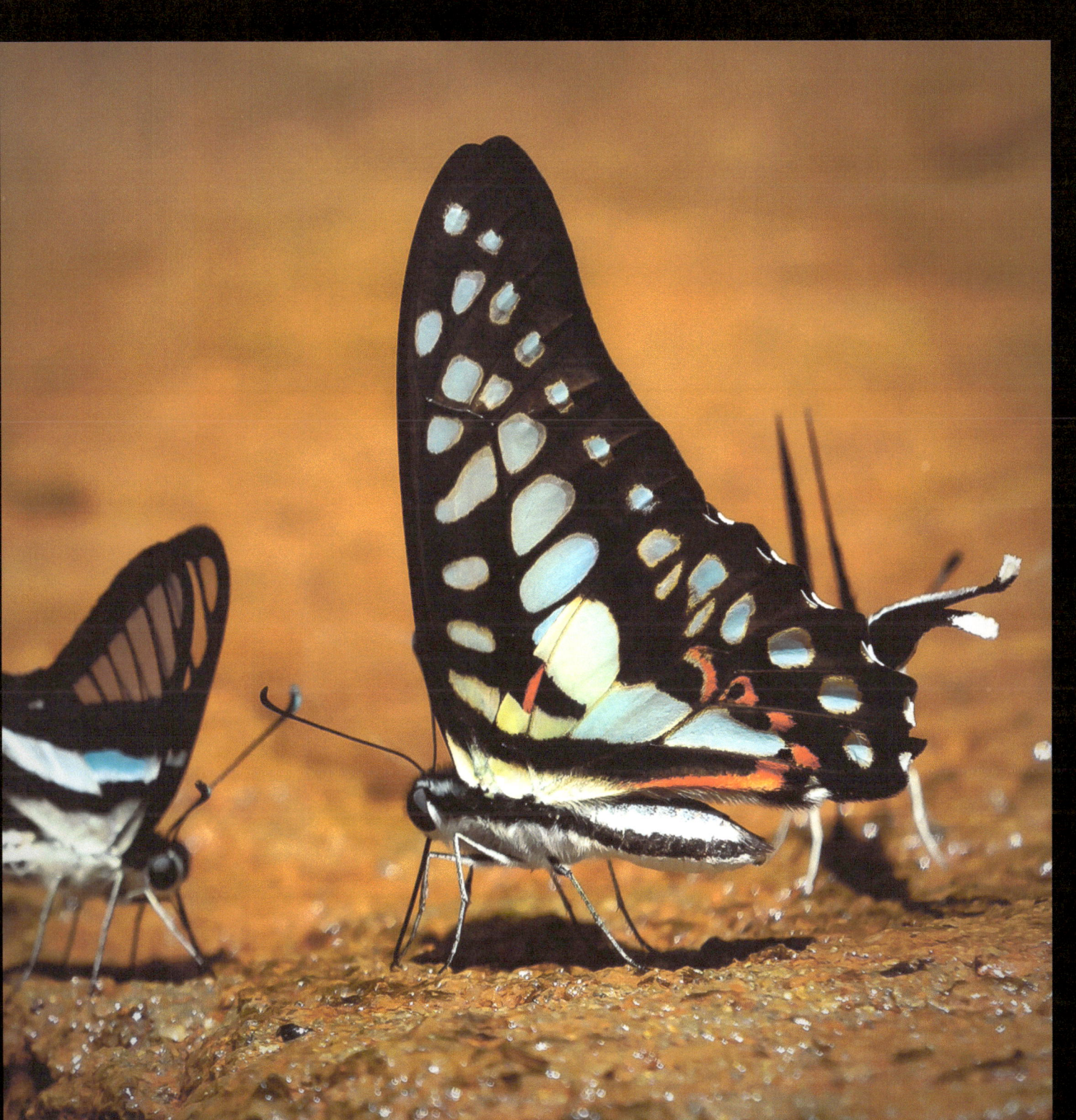

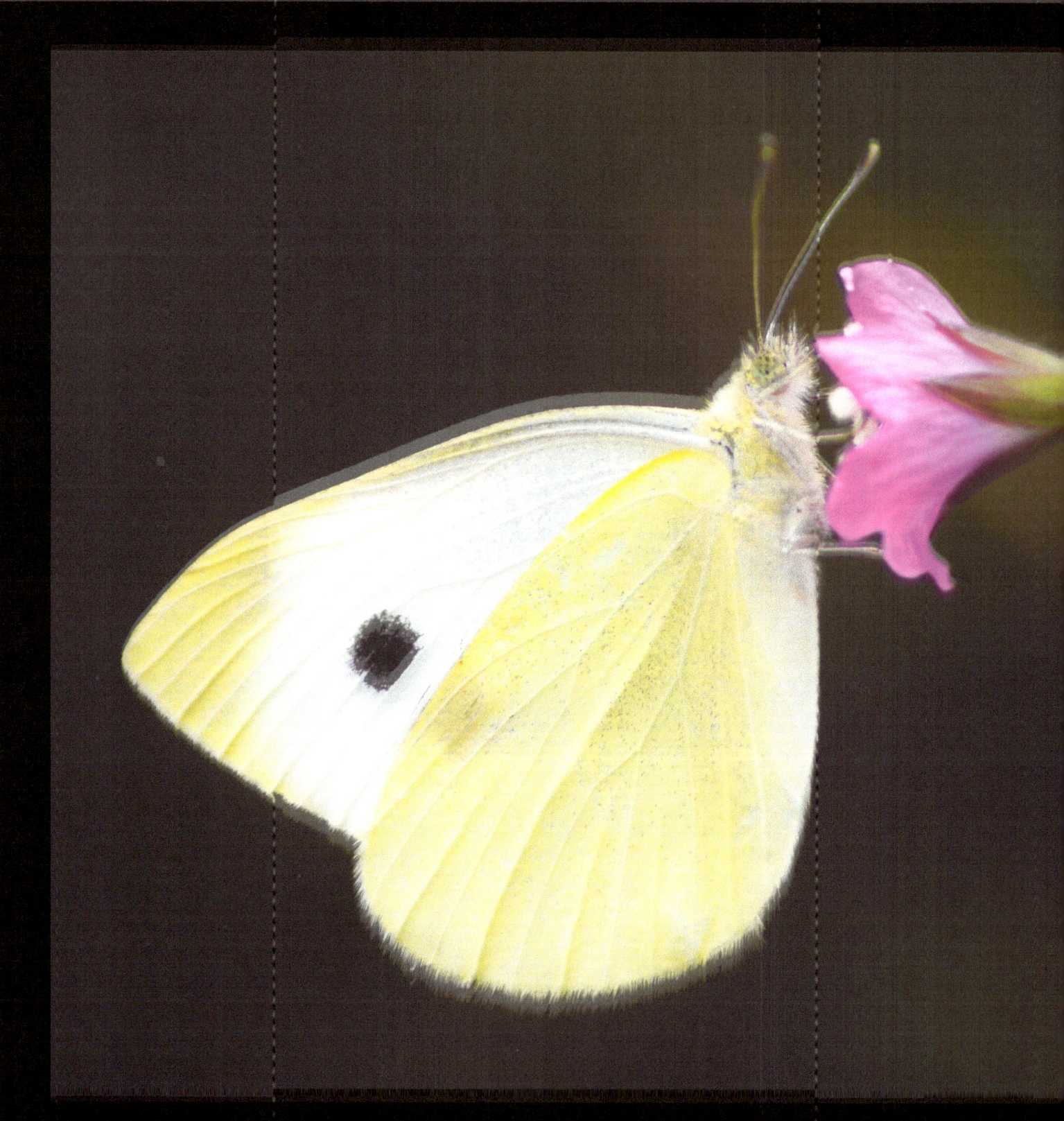

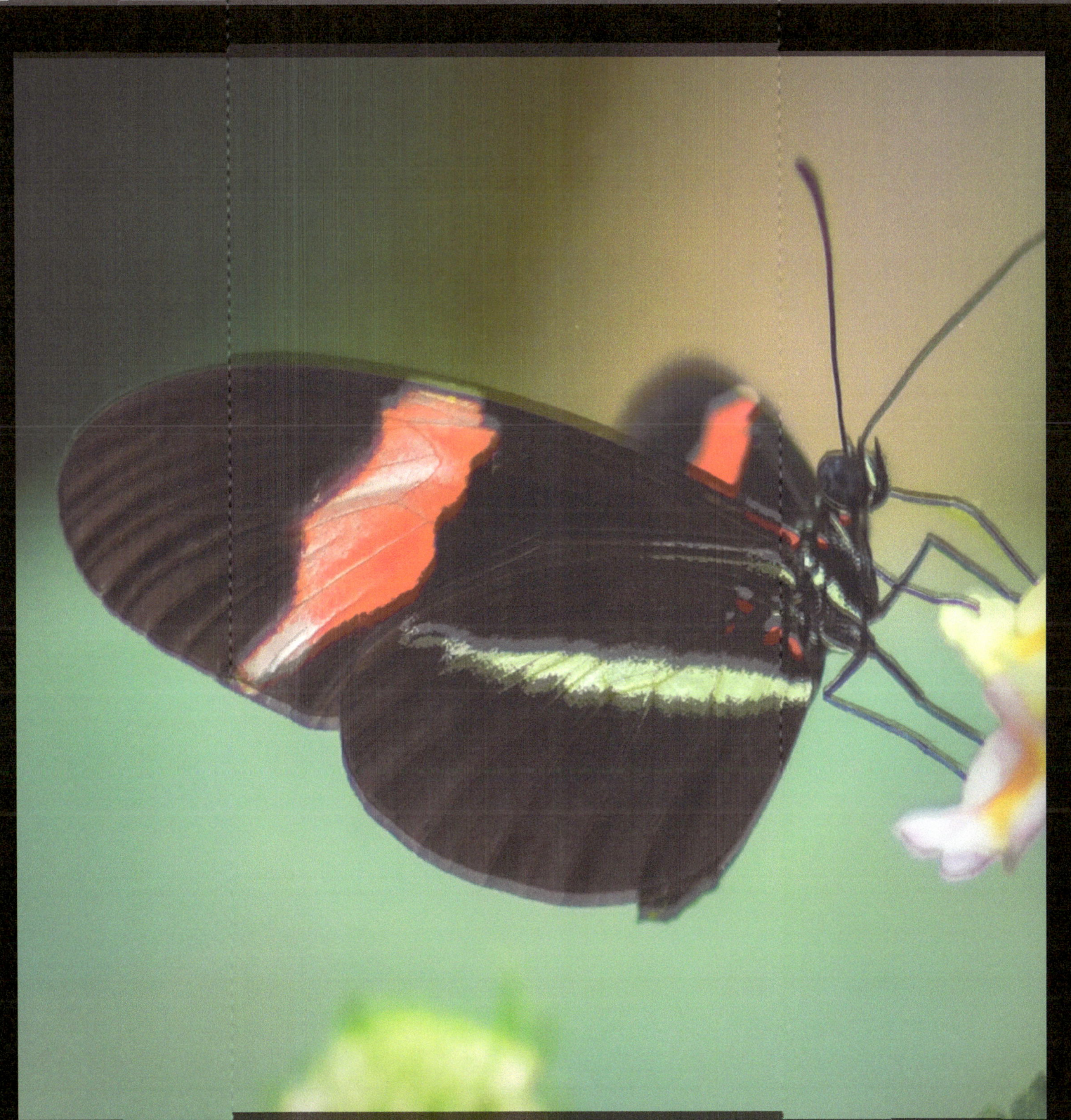

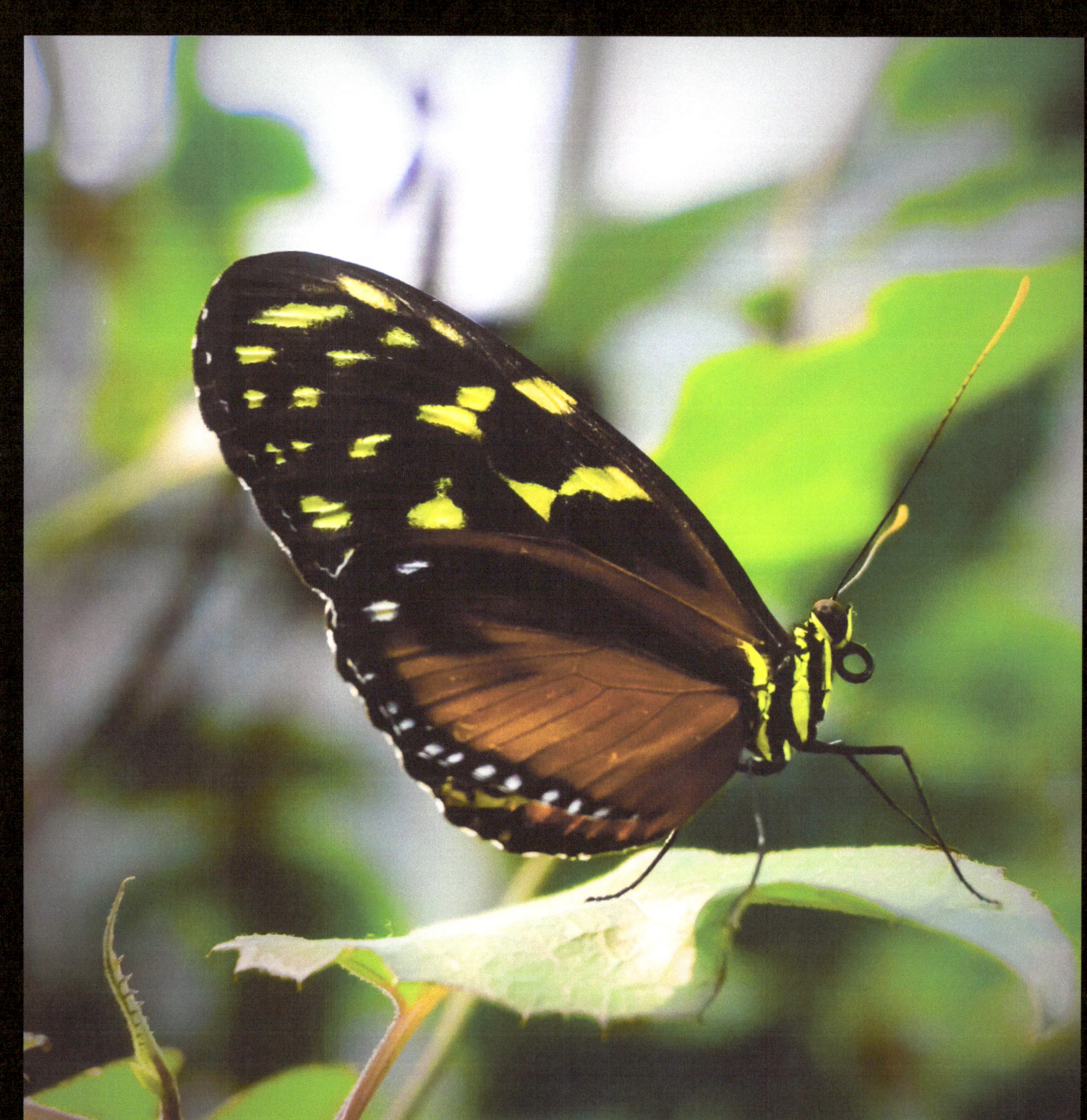

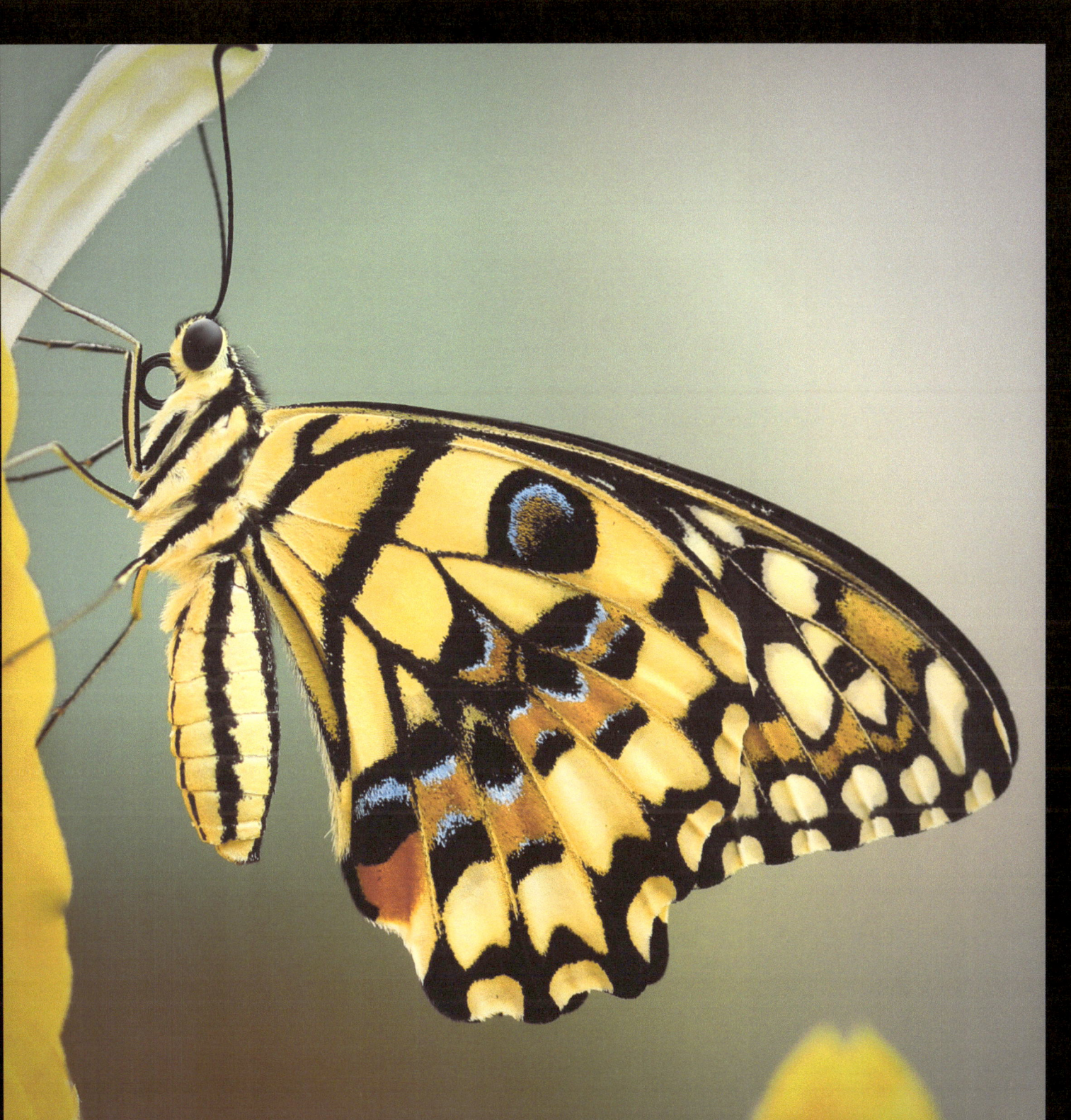

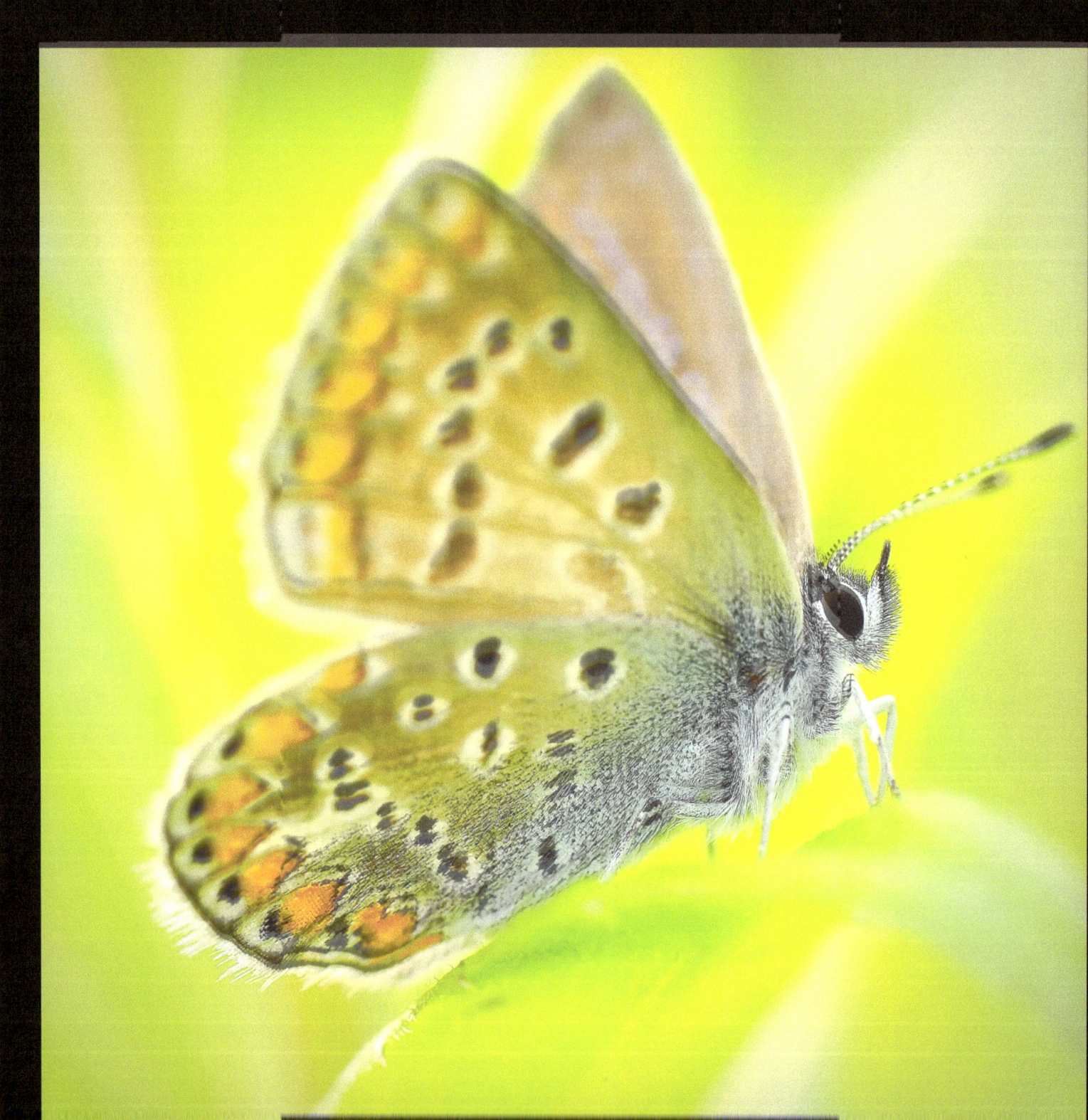

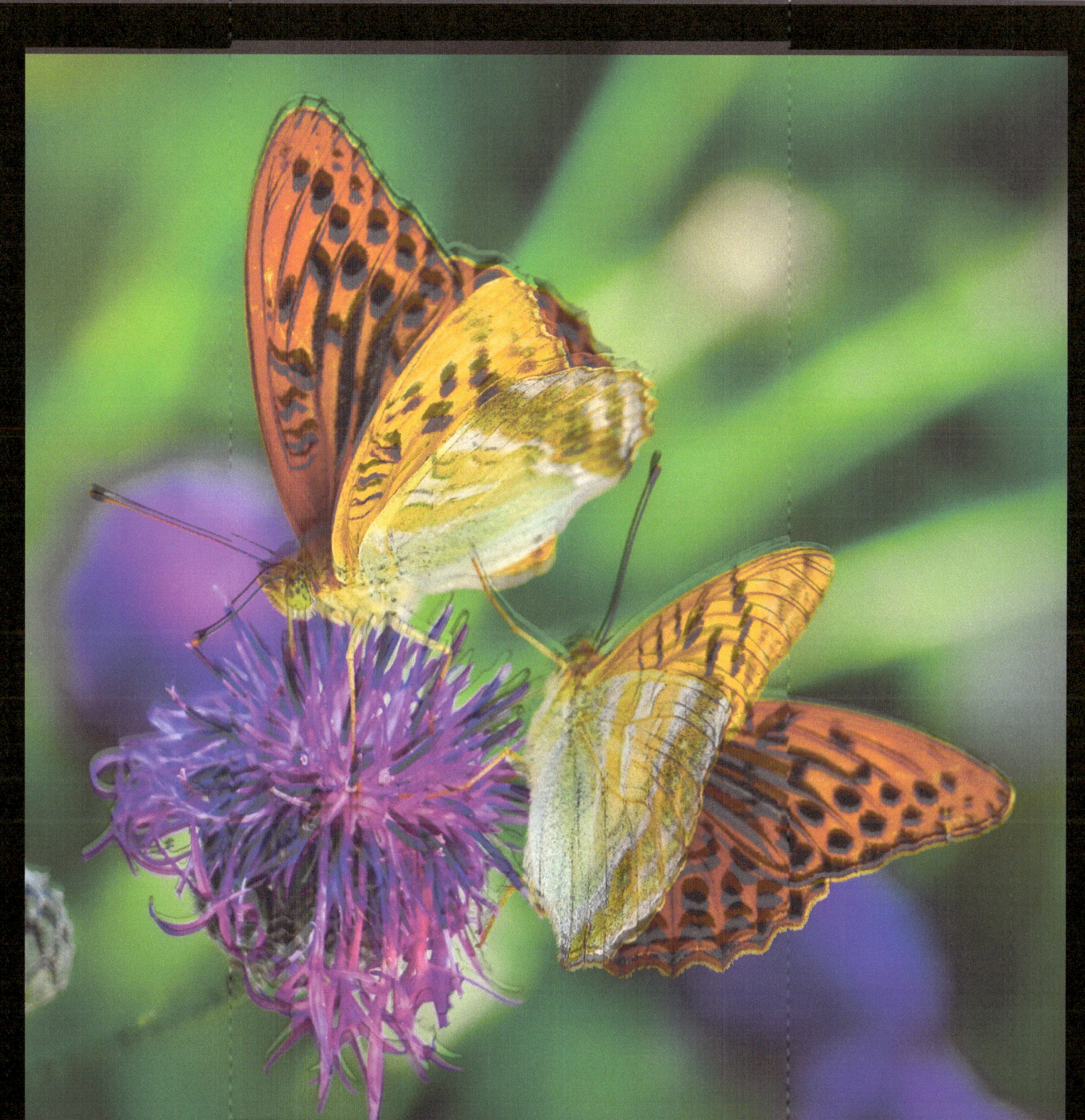

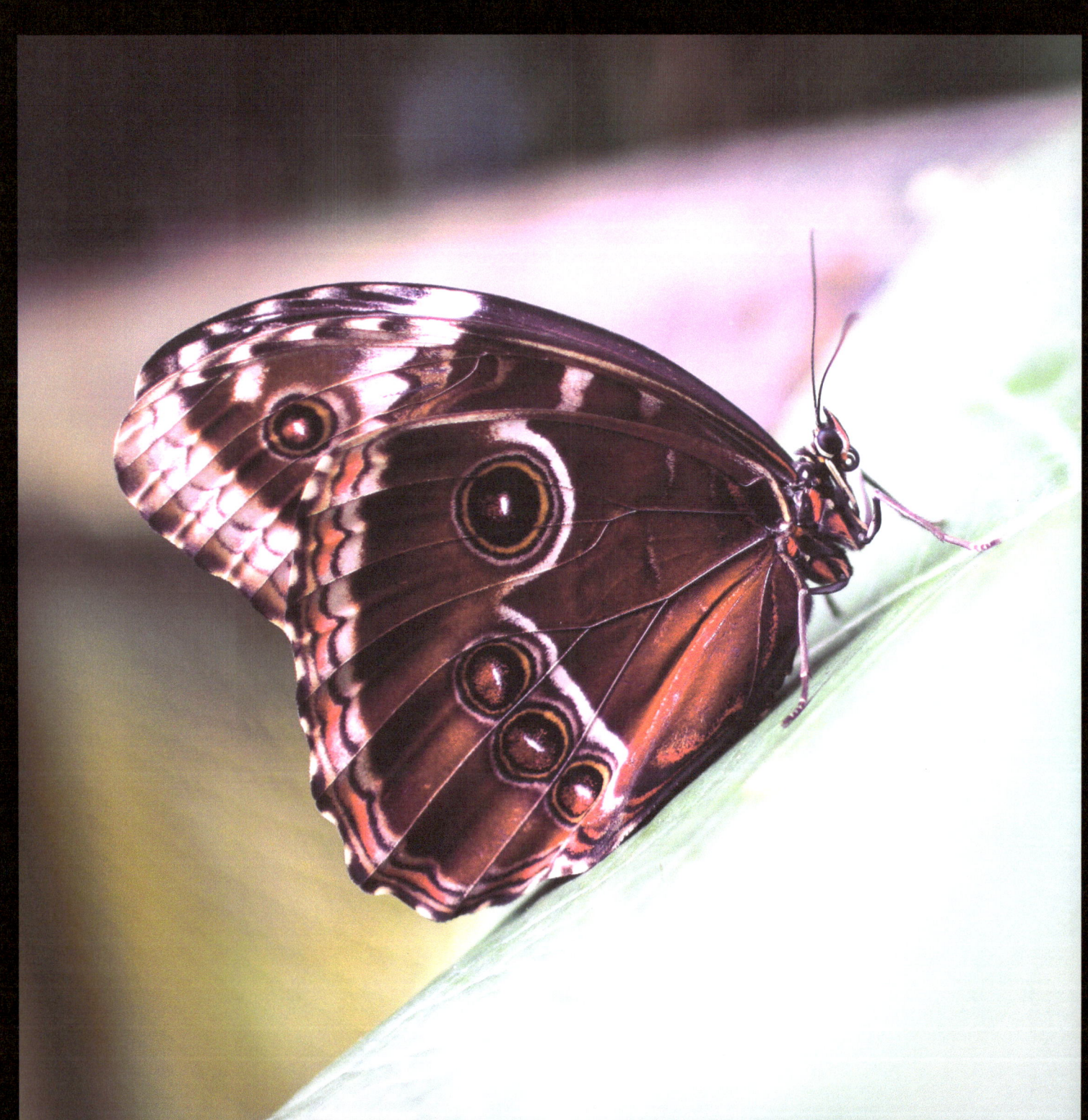

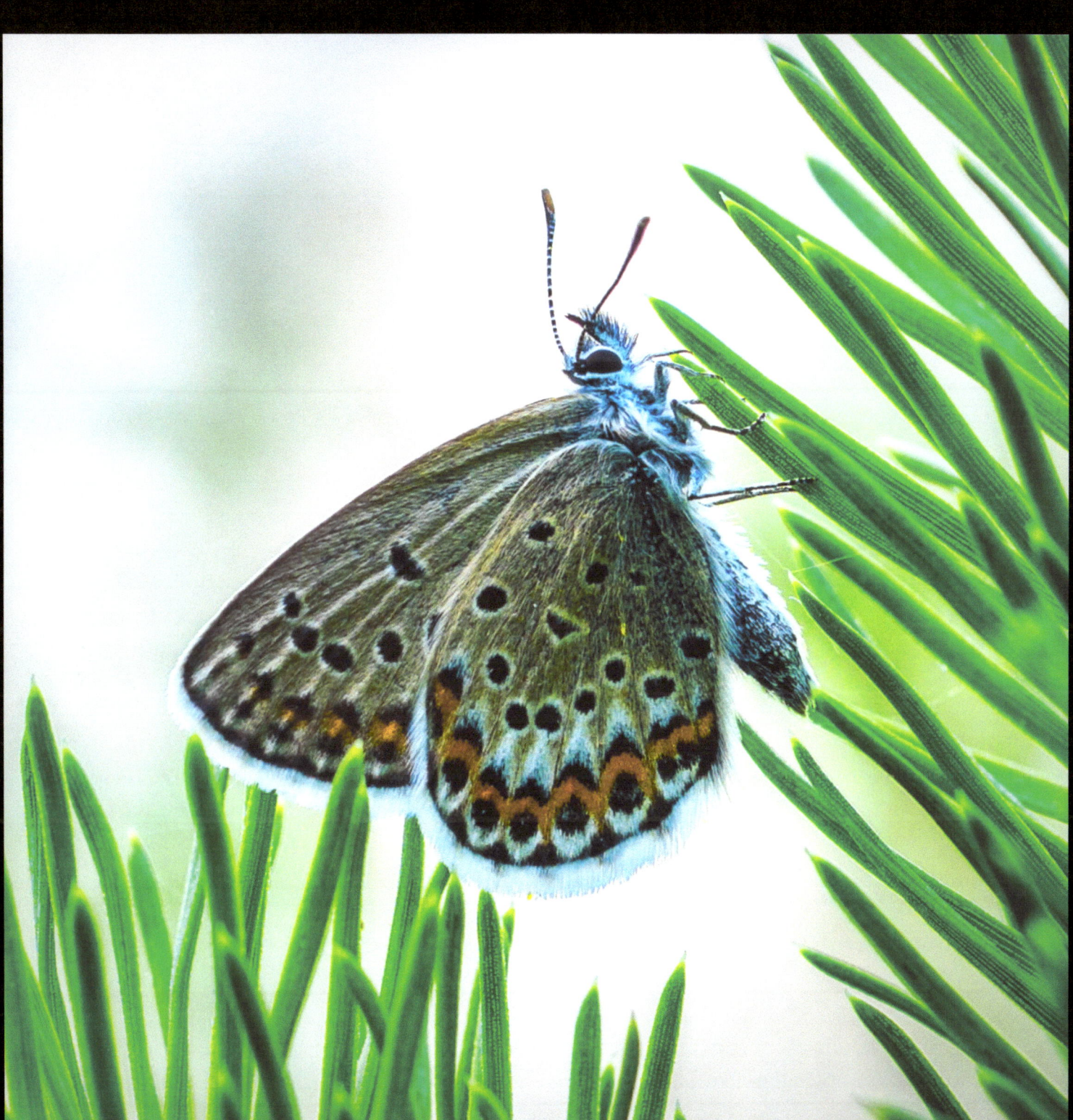

www.ingramcontent.com/pod-product-compliance
Lightning Source LLC
Chambersburg PA
CBHW051931210526
45473CB00006B/2214